Kirsten Lennecke

Kundengespräch

Kirsten Lennecke

Kundengespräch

3., überarbeitete Auflage

Mit 21 Abbildungen und 10 Tabellen

CheckAp

Deutscher Apotheker Verlag

Anschrift der Autorin
Dr. Kirsten Lennecke
Im Osterhöfgen 8
45549 Sprockhövel

Bibliografische Information der Deutschen Nationalbibliothek
Die Deutsche Nationalbibliothek verzeichnet diese Publikation in der Deutschen Nationalbibliografie; detaillierte bibliografische Daten sind im Internet über http://dnb.d-nb.de abrufbar.

3., überarbeitete Auflage 2015
ISBN 978-3-7692-6438-8
ISBN 978-3-7692-6532-3 (E-Book, PDF)

Birkenwaldstr. 44, 70191 Stuttgart
www.deutscher-apotheker-verlag.de

Printed in Germany

Satz: Gerd Schweikert, Stuttgart
Umschlaggestaltung: deblik, Berlin
Druck: BGZ Druckzentrum, Berlin

Vorwort

Beratung und Information – das sind die zentralen Aufgaben eines Apothekenmitarbeiters bzw. einer -mitarbeiterin im Handverkauf und Kundenkontakt. Natürlich ist es wichtig zu wissen, welcher Inhalt im Beratungsgespräch vermittelt werden muss, also was gesagt wird, aber genauso wichtig ist es, wie es gesagt wird.

Denn Verständigung ist alles andere als selbstverständlich. Ein Patient wird in der Apotheke nachweislich mit ausführlichen Informationen „versorgt". Zu Hause weiß er doch nicht mehr, wie er seine Tabletten einnehmen soll, und bricht die Therapie deshalb ab oder beginnt sie gar nicht erst. Ein Kunde fordert selbstsicher ein Arzneimittel für die Selbstmedikation und schlägt ein Beratungsangebot aus. Am nächsten Tag bringt er das Mittel zurück, weil es für ihn wegen der in der Packungsbeilage aufgeführten Gegenanzeigen gar nicht geeignet ist.

Dieses kleine Beratungsbuch dient Berufs-Neulingen dazu, sich ein Bild zu machen von den Aufgaben, die im Kundengespräch auf uns warten. Erfahrenen Apothekenmitarbeiterinnen dient es dazu, den Blickwinkel zu erweitern, sich selbst und den Gesprächspartner besser zu verstehen und neue Verhaltensweisen oder Formulierungen im Gespräch auszuprobieren, wenn die alten an ihre Grenzen stoßen.

Die kurzen und prägnanten Kapitel eignen sich als Grundlage für Teamsitzungen, um bei allgemeinen Themen oder zu speziellen Problemen zu individuellen, erfolgreichen Lösungen zu kommen.

Dieses Buch enthält viele Beispiele aus dem Apothekenalltag, aus gemeinsamen Erfahrungen in Aus- und Fortbildungen von Pharmazeuten/-innen im Praktikum, Apothekern/Apothekerinnen und PTA, die ich über Jahre hinweg gesammelt habe.

In diesem Zusammenhang danke ich allen Kolleginnen und Kollegen, die dazu beigetragen haben, insbesondere den PhiPs aus Hannover, die im Rahmen des Praktikum-begleitenden Unterrichts in ihren Rollenspielen viele schwierige Gespräche dargestellt und meist auch erfolgreich bewältigt haben.

Mein besonderer Dank gilt Antje Piening, die die CheckAp-Projekte als Lektorin ins Leben gerufen hat und fürsorglich betreut, und allen Personen des Deutschen Apotheker Verlags für ihre ständige Gesprächsbereitschaft, ihre Verbesserungsvorschläge und ihren unermüdlichen Einsatz auf dem Weg von der ersten Projektidee bis zum fertigen Buch.

Sprockhövel, im Frühjahr 2015 Dr. Kirsten Lennecke

Inhalt

1 Kommunikation – Kontakt, Austausch, Verständigung

1.1 Miteinander sprechen – Sprache und Körpersprache

Dafür haben wir Menschen sprechen gelernt: um uns auszutauschen, um unsere Bedürfnisse mitzuteilen und die von anderen zu erfahren. Was im Alltag in der Familie oder unter Freunden meist erfolgreich funktioniert, lässt sich nicht immer auf unser Gespräch mit Kunden oder Patienten übertragen. Um auch hier erfolgreich miteinander umzugehen, hilft es sich genauer anzusehen, was bei der Kommunikation im Gespräch von Angesicht zu Angesicht wichtig ist.

1.1.1 Wir senden auf allen Kanälen

Kommunikation ist ein Austausch von Nachrichten zwischen einem Sender A und einem Empfänger B. Es ist allerdings nicht so, dass wir unsere Gedanken und unser Wissen wie ein Paket unserem Gegenüber in die Hand drücken können. Wir müssen Wege finden, unsere Nachricht dem Gesprächspartner zu vermitteln (○ Abb. 1.1).

„Guten Morgen!“, sagen Sie, als ein Kunde früh morgens die Apotheke betritt. Sie stehen still und warten lächelnd, bis er bei Ihnen am Handverkaufstisch angelangt ist. Der Kunde lächelt zurück. „Guten Morgen!“, antwortet er. „Was für ein Empfang! Sie haben wohl nur auf mich gewartet, stimmt's?!“

Eine Begrüßung kann mit unzähligen Grußformeln in den verschiedenen Sprachen erfolgen. Das Wichtigste allerdings erfolgt ohne Worte. Beobachten Sie Menschen auf der Straße, die zu weit entfernt stehen, um sich mit Worten zu verständigen: Sie begrüßen sich mit Hilfe der Körpersprache. Sie suchen Blickkontakt, heben die Augenbrauen und vergrößern dadurch ihre Augen und lächeln. Diese Begrüßung wird von jedem verstanden und gerne erwidert.

Stellen Sie sich eine andere Begrüßungssituation vor: Ein Kunde betritt die Apotheke. „Guten Morgen“, murmeln Sie und schauen nur kurz auf. Dann beenden Sie eine Bestellung am Computer. Noch während Sie die letzten Buchstaben eingeben, fragen Sie den Kunden mit starrem Blick auf den Bildschirm: „Was kann ich für Sie tun?“

Der Kunde ist sich gar nicht sicher, ob Sie schon mit ihm sprechen. Er sieht nur, dass Sie scheinbar keine Zeit für ihn haben und dass er vielleicht sogar stört. Deshalb antwortet er nicht, sondern bleibt in einigem Abstand stehen und wartet auf eine andere Kollegin, die lächelnd auf ihn zugeht, ihm in die Augen sieht und sich ihm ganz zuwendet, während sie ihn begrüßt.

Im Beratungsgespräch versuchen Sie, Ihren Kunden von den Vorteilen zu überzeugen, die große Packung Halsschmerztabletten zu kaufen. „Sie sparen daran aber 1,49 €“, sagen Sie mit unbewegtem Gesicht und drehen mit skeptischem Blick die Großpackung in Ihren Händen hin und her. Der Kunde entscheidet sich bald dagegen, weil er erkennt, dass auch Sie nicht restlos davon überzeugt sind, ob er diese große Packung in der

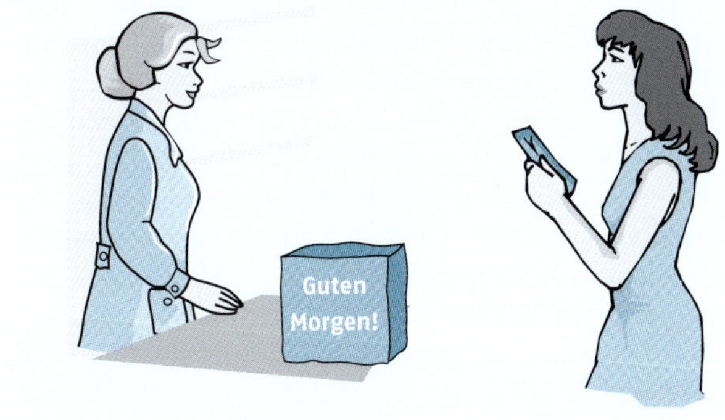

o Abb. 1.1 Im Gespräch senden wir unsere Nachricht auf allen Kanälen

Haltbarkeitsfrist jemals aufbrauchen wird. Wenn Sie sich wirklich sicher wären, hätten Sie ihm Ihre Überzeugung mit sicherer Stimme und eindeutiger Geste übermittelt. (o Abb. 1.2).

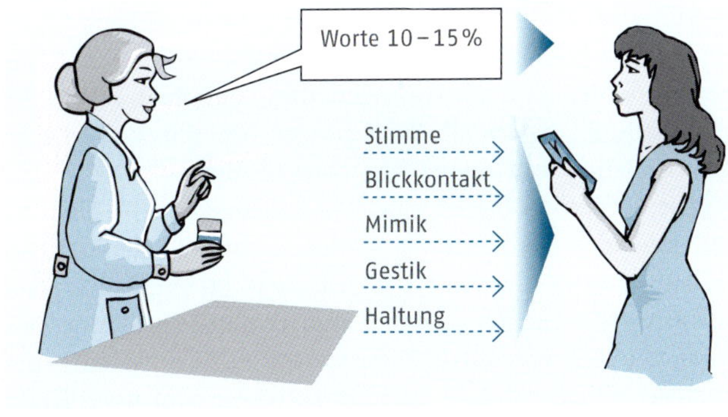

o Abb. 1.2 Vermittlung von verbalen und nonverbalen Anteilen im Gespräch

Im Laufe eines Gesprächs werden viele Informationen ausgetauscht – verbale Informationen durch Worte und nonverbale Informationen durch Mimik und Gestik. Beim bewussten Senden von Informationen werden Sie viel Zeit und Energie darauf verwenden, sich die „richtigen Worte“ zurechtzulegen, wenig Aufmerksamkeit allerdings darauf, wie Sie beim Sprechen wirken. Der Empfänger, Ihr „Zuhörer“, nimmt Sie allerdings vor allem mit den Augen wahr; er ist also in Wirklichkeit ein „Zuschauer“: er registriert Ihre Körpersprache, nämlich Ihre Haltung und Bewegungen, Ihre Mimik und Ihre Art, ihm in die Augen zu sehen.

MERKE

Die Körpersprache ist im Gespräch oft lauter als das gesprochene Wort!

1.1.2 Mit Händen und Füßen reden

Haltung und Bewegung

Die Haltung ist ein starkes Element der Körpersprache. Eine gerade aufrechte Haltung zeigt Selbstvertrauen und innere Sicherheit. Es verstärkt alle Aussagen, die Sie machen. Durch die Grundhaltung werden alle Bewegungen beeinflusst. Beobachten Sie sich und Ihre Gesprächspartner (○ Abb. 1.3).

Viele Menschen haben eine zusammengesunkene Haltung mit hängenden Schultern. Sie wirken schlaff und schwach, als wüssten sie selbst nicht so genau, was sie wollten. Entsprechend sind ihre Bewegungen unsicher und kraftlos. Sie wirken, als fühlten sie sich von allem (vom Schicksal, vom Partner, vom Gesetzgeber) unterdrückt und hätten weder Mut noch Kraft, sich zur Wehr zu setzen. Diese Menschen haben oft Schwierigkeiten, sich gegenüber anderen zu behaupten.

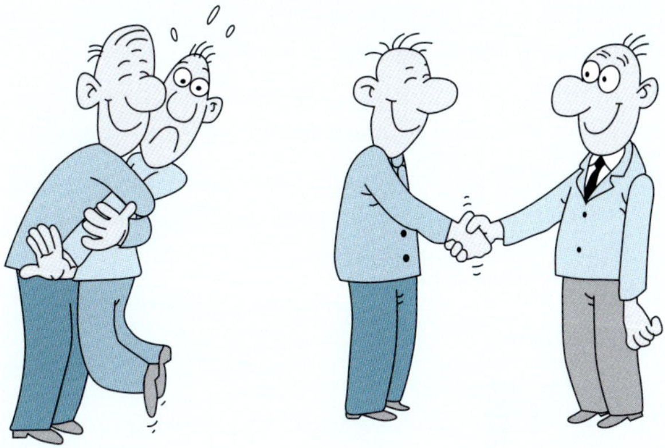

Abb. 1.3 Beobachten Sie im Gespräch Ihre Haltung zum Gegenüber

Eine verkrampft-aufrechte Haltung mit steifem Hals und hochgezogenen Schultern wirkt auch nicht vorteilhaft. Diese Menschen erscheinen wie in einem Schutzpanzer. Ihre Bewegungen sind meist ebenfalls steif und unharmonisch. Diese Menschen können nicht offen auf andere Leute zugehen, sondern verstecken sich hinter ihrer Fassade. Sie haben große Schwierigkeiten, ihre wahren Wünsche mitzuteilen und erreichen deshalb nur selten ihr Gesprächsziel.

MERKE

Die Haltung des einen Gesprächspartners beeinflusst die Reaktion des Gegenübers. Sehr starke Auftritte eines Partners schieben den anderen leicht in die Rolle des „Untergebenen" und umgekehrt.

PRAXISTIPP

Üben Sie eine starke Haltung!

- Mit beiden Beinen stehen Sie fest auf dem Boden: Sie fühlen sich sicher und können Ihren Standpunkt vertreten.
- Ihre Arme hängen in der Grundhaltung ruhig an den Seiten. Im Gespräch können Sie Ihre Argumente durch ruhige, gezielte Handbewegungen unterstützen.
- Nehmen Sie die Schultern locker zurück und halten Sie den Kopf gerade.

Setzen Sie Ihre Bewegungen gezielt ein, aber vermeiden Sie unnötige, unbewusste Bewegungen, wie Schwanken, Schaukeln, Trommeln mit den Fingern oder Spielen mit dem Kugelschreiber.

Falls Sie häufig Schwierigkeiten haben, Ihre Überzeugung zu vertreten und Ihren Standpunkt zu verteidigen, kontrollieren Sie sich vor dem Spiegel und über Video-Aufnahmen. Lassen Sie sich so oft wie möglich Rückmeldung geben über Ihr Auftreten und üben Sie immer wieder schwierige Gespräche als Trockenübung, z. B. mit guten Freunden und netten Kollegen statt mit schwierigen Kunden.

Vielleicht werden Sie sich zunächst fremd und verstellt vorkommen, weil Sie sich nicht so selbstsicher fühlen, wie Sie dastehen sollen. Bald aber werden Sie merken, dass diese feste Haltung sich auch auf die innere Sicherheit überträgt: Sie fühlen sich sicher und stark.

Mimik

Unsere Mimik spiegelt meist offen unsere Stimmung wieder. Freude oder Kummer, Ärger oder Stress lässt sich im Gesichts-

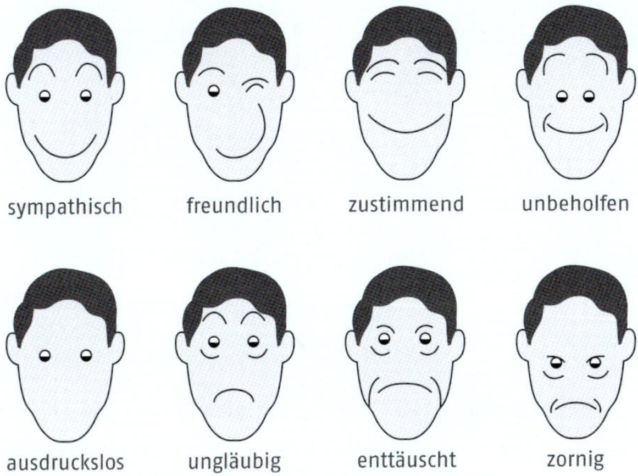

Abb. 1.4 Mimik wird weltweit ähnlich interpretiert

ausdruck erkennen. Wie jemand aussieht, der sich freut oder der sich ärgert, muss man niemandem beschreiben – die entsprechende Mimik ist bei jedem Menschen sehr ähnlich und deshalb auch für jeden verständlich (Abb. 1.4).

In persönlichen Gesprächen, in denen es um Gefühle geht, ist es wichtig, die eigene Stimmung auch ehrlich zum Ausdruck zu bringen. „Ich mache mir Sorgen!" kann man nicht glaubwürdig mit einem breiten Lächeln im Gesicht aussprechen. „Ich bin ganz für Sie da!" wirkt nicht überzeugend, wenn der Sprecher dabei äußerst mürrisch seine Mundwinkel herunterzieht. Man spricht hier von Inkongruenz der Nachrichten, wenn die sprachlichen Botschaften nicht mit den körpersprachlichen übereinstimmen. Umgekehrt: um überzeugend zu wirken, müssen die sprachlichen und mimischen Nachrichten übereinstimmen, d. h. Kongruenz ist gefordert (Abb. 1.5).

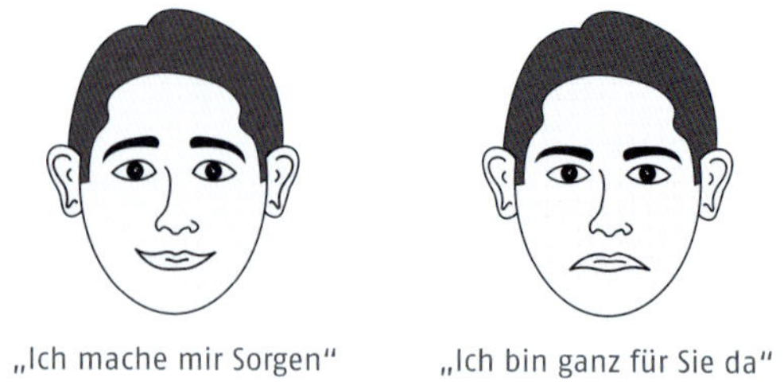

Abb. 1.5 Inkongruente Botschaften führen zu Störungen im Gespräch

Für ein gutes, stimmiges Gespräch ist es wichtig, seine Gefühle und damit seine Mimik auf den Gesprächspartner abzustimmen. Im Beratungsgespräch mit einem Patienten hat der Ärger über die Familie oder über die Kollegin nichts zu suchen. In solchen Situationen ist es notwendig, die eigenen Gefühle zurückzustellen und einen neutralen oder gar freundlichen Gesichtsausdruck „aufzulegen". Wo bleibt hier die Kongruenz? Wenn Sie nur eine freundliche Maske, Ihr „Kundengesicht", aufsetzen, wirken Sie nicht glaubwürdig. Versuchen Sie, sich ganz und gar auf den Kunden zu konzentrieren. Sobald Sie sich im Gespräch mit dem Kunden auf seine Fragen, auf seine Probleme, seine Sorgen einlassen, ändert sich auch Ihr Gefühl. Plötzlich spielt der Ärger über Ihre Kollegin keine Rolle mehr, sondern nur noch der Patient, der vor Ihnen steht. Sie fühlen nun mit dem Patienten mit und Ihr Gesichtsausdruck passt sich automatisch an. In diesem Zustand herrscht ein guter Kontakt, man spricht auch von Rapport. Im Gespräch werden Sie versuchen, diesen Kontakt zu halten. Schon kleine Ablenkungen können diesen Zustand stören. Eine ablehnende Geste oder hochgezogene Augenbrauen lassen uns Widerstand spüren, auf den wir eingehen werden.

Schwierig wird es, wenn Sie im Gespräch plötzlich von Ihren (negativen) Gefühlen überfallen werden. Wenn Sie z. B. ein Kunde herumkommandiert und Sie beschimpft, kann es passieren, dass in Ihnen eine Wut aufsteigt, die Sie nicht verstecken können. Alles, was Sie ihm anschließend sagen werden, wird dadurch beeinflusst sein. Versuchen Sie in dieser Stimmung nicht, ihm freundlich die Anwendung eines Autohalers zu erklären – er wird Ihnen doch nicht zuhören. Unterbrechen Sie hier am besten das Beratungsgespräch und sprechen Sie über Ihren Ärger: alles andere hat doch keinen Sinn (▸ Kap. 2.2 Umgang mit schwierigen Kunden).

Blickkontakt

Der Blickkontakt scheint nur ein kleiner Teil der Mimik zu sein. Macht man sich aber die Bedeutung der Körpersprache bewusst, ist der Blickkontakt die wichtigste Voraussetzung für ein funktionierendes Gespräch. Bei vielen Gesprächen wird der Kontakt nicht ausreichend genutzt: beim Frühstücksgespräch verstecken sich die Gesprächspartner hinter ihren Tageszeitungen; beim Mitarbeitergespräch sucht der Chef nach wichtigen Steuerunterlagen; während einer Kundennachfrage kontrollieren wir, ob das Rezept ordentlich bedruckt wird; mitten im Beratungsgespräch sucht der Kunde nach seinem Portemonnaie. „Sie hören mir gar nicht zu!“, würden wir uns am liebsten beschweren. Da widerspricht zwar der Gesprächspartner, aber Tatsache ist: „Sie sehen mich gar nicht an!“ Zu einem Gespräch gehört der Blickkontakt. Blickkontakt schafft Nähe zum Gegenüber, er vermittelt Zuwendung und Aufmerksamkeit. Sie kennen sicherlich den Ausspruch: „Ich muss meinem Vertragspartner in die Augen sehen, um zu sehen, ob ich ihm vertrauen kann.“

Der Sprecher zeigt mit seinem Blickkontakt

- mit wem er spricht. Er macht deutlich, wen er meint.
- Interesse dafür, ob und wie seine Nachricht beim Gegenüber ankommt. Er nimmt noch während des Sprechens wahr, wie sein gegenüber auf seine Nachricht reagiert.
- die Gefühle, die mit seinen Worten verbunden sind, wie z. B. Überraschung, Zweifel, Ironie, Langeweile, Angst, Interesse, Ernst, Sorge, Ehrlichkeit.

Der Zuhörer zeigt durch seinen Blickkontakt,

- dass er den anderen verstehen will. Er wendet seine volle Aufmerksamkeit auf den Sprecher.
- dass er bereit ist, zuzuhören und sich Zeit zu nehmen. Der Sprecher erhält Zeit, seine Gedanken zu formulieren, bis er dem anderen signalisiert, dass er mit seinem Gesprächsbeitrag fertig ist.
- wie er auf die Nachricht des Sprechers reagiert. Abwehr, starker Zweifel, Desinteresse führen z. B. dazu, dass der Sprecher seinen Redebeitrag unterbrechen wird.

MERKE

Der Blickkontakt ist wie eine Brücke, auf der unsere Nachricht transportiert wird.

Stimme

Die Stimme ist ein Bindeglied zwischen Sprache und Körpersprache. Da sie abhängig ist von der Haltung und der Mimik, wird sie eher zur nonverbalen Kommunikation gezählt. Die Art und Weise, wie die Stimme eingesetzt wird, hat einen beträchtlichen Einfluss auf die Verständlichkeit und Überzeugungskraft der Worte. Dieser Einfluss wird beim Telefongespräch deutlich.

Wenn die Gesprächspartner keinen Blickkontakt haben, werden allein durch die Stimme die Beziehungen, die Stimmungen der Sprecher und Bedeutungsnuancen des Inhalts übermittelt, die mit Worten allein unvermittelbar sind.

Beim Einsatz der Stimme spielen eine Rolle

Klangfarbe und Tonfall
Je natürlicher Ihre Stimme klingt desto besser. Tiefe Stimmen wirken überzeugender und beruhigender als helle Stimmen, weil natürlicherweise in Aufregung jede Stimme heller wird. Man kann die eigene Stimme in ihren Grenzen beeinflussen: Üben Sie mit tiefer Stimme zu überzeugen.

Sprechtempo
Jeder Mensch hat sein eigenes Sprechtempo. Damit drückt sich seine Persönlichkeit aus. Um gut verstanden zu werden, eignet sich ein langsames Tempo. Um miteinander zu reden und sich dabei zu verstehen, ist es hilfreich und üblich, sich auf eine gemeinsame, meist langsamere Geschwindigkeit einzustellen. Das ist im engen Zwiegespräch einfacher als im Monolog, weil Rückmeldungen des Langsameren das Sprechtempo des Schnelleren zügeln.

Pausen
Pausen sind ein natürlicher Bestandteil der Sprache. In dieser Zeit bekommt der Zuhörer Zeit, das Gesagte zu verstehen und zu verarbeiten. Setzen Sie Pausen bewusst, um wichtige Sachinhalte zu betonen. Redefreie Zeit wird außerdem gebraucht, um nach der richtigen Formulierung zu suchen und Gedanken zu ordnen. Respektieren Sie die Pausen des anderen und beanspruchen Sie sie auch für sich.

Variation
Wechseln Sie Tonfall, Sprechgeschwindigkeit und Lautstärke der Stimme je nach Wichtigkeit Ihrer Aussage: Nichts ist langweiliger als Monotonie! Ihre eigene Überzeugung lässt sich am Engagement in Ihrer Stimme heraushören!

Lautstärke
Sprechen Sie deutlich und ausreichend laut! Die bestgewählten Worte erreichen Ihr Gegenüber nicht, wenn er Sie nicht hört!

MERKE
Bedenken Sie: Die Worte brauchen oft länger als die Signale der Körpersprache. Lassen Sie sich auch für die Worte Zeit!

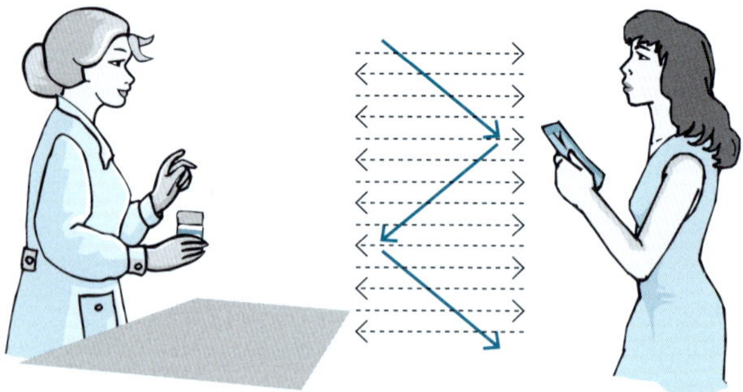

Abb. 1.6 Im Gespräch werden mit jedem Satz gleichzeitig zahllose nonverbale Botschaften ausgetauscht

1.1.3 Die richtigen Worte finden

Im Gespräch spielt natürlich auch das gesprochene Wort, also die Sprache im engeren Sinn, eine zentrale Rolle. Wie selbstverständlich gehen wir hier von unserer Muttersprache aus. Mit fremdsprachigen Kunden bzw. Patienten kommt es oft zu Verständnisschwierigkeiten. Wenn wir eine Beratung in einer Fremdsprache durchführen wollen, fällt uns auf, dass unsere Sprachkenntnisse vielleicht für einen Small-Talk ausreichen, aber uns Fachbegriffe und typische Redewendungen in dieser Sprache fehlen. Genauso geht es oft unseren Kunden mit abweichender Muttersprache. Hier wird die Körpersprache für den Erhalt einer positiven Beziehung genutzt, aber die Sprache auf ein Minimum, manchmal wirklich nur auf einzelne Vokabeln aus einem Wörterbuch oder einem Online-Übersetzungsprogramm, reduziert.

„Sie wissen ja, dass diese Betablocker bei Hypertonie indiziert sind. Die Dosierung erfolgt in einem 24-Stunden-Intervall am besten zur ersten Mahlzeit des Tages. Die transienten unerwünschten Arzneimittelwirkungen sind Ihnen sicherlich bekannt: evtl. Vertigo und leichte Sedierung. Vermeiden Sie die gleichzeitige Anwendung ethanolhaltiger Getränke."

Zugegeben – übertrieben, aber nicht ganz aus der Luft gegriffen: wir haben für die Patientenberatung Fachbegriffe im Kopf, die längst nicht jeder versteht. Uns ist der Erklärungsinhalt so geläufig, dass wir lange Satzkonstruktionen bilden können, ohne darüber zu stolpern. Unsere Patienten sind damit oft überfordert. Sprechen Sie so, wie der Patient es versteht. Sprechen Sie verständlich (▸ Kap. 3.2).

MERKE
Verständlichkeit geht vor Ausführlichkeit.

Zur Muttersprache gehört auch unser Dialekt oder auch Mundart, die den Klang unseres Gesprächs, unsere Wortwahl und damit unsere Beziehung beeinflussen.

Für die Verständigung ist es schließlich notwendig, auf der einen Seite ausreichend laut und deutlich zu sprechen, auf der anderen Seite hören zu können. Die Kommunikation mit Taubstummen muss individuell auf die Möglichkeiten unseres Gegenübers angepasst werden und es sind eventuell visuelle Hilfsmittel hinzuzuziehen.

Die medizinische und pharmazeutische Fachsprache ist schließlich auch nicht allgemein verständlich.

PRAXISTIPP

Verständlichkeit – das bedeutet

- Einfachheit: Benutzen Sie möglichst einfache, allgemeinverständliche Begriffe. Dafür müssen Sie bei neuen Wirkstoffen mit neuartigen Wirkprinzipien vorher eine Übersetzung einüben, damit Sie nicht bei Ihrem ersten Patienten genau über diese Antwort stolpern.
- Strukturierung: Ordnen Sie die Information für Ihren Zuhörer so, dass er es gut verstehen kann. Halten Sie einen „roten Faden" ein. Das gilt für Patientengespräche übrigens genauso wie für Gespräche unter Mitarbeitern.
- Prägnanz: Reden Sie nicht „drumherum", sondern versuchen Sie, den Nagel auf den Kopf zu treffen. Sagen Sie, was Sie wollen. Sprechen Sie aus, was Sie meinen.
- Anregung: Statt theoretischer Erklärungen hilft es der Verständlichkeit, anschaulich in Bildern und Vergleichen zu sprechen. Nehmen Sie Beispiele aus dem Erfahrungsumfeld des Zuhörers, um schwierige Sachverhalte zu erklären.

1.2 Was wir senden – Botschaften auf vier Ebenen

„Wie reden Sie eigentlich mit mir?“ oder „Was soll das heißen?“ – in einem giftigen Tonfall gesprochen sind diese Bemerkungen untrügliche Zeichen dafür, dass eine Nachricht kein eindeutiges Informationspaket ist, sondern immer missverständlich sein kann.

1.2.1 Das habe ich nicht so gemeint! – Vier Botschaften einer Nachricht

Eine ältere Stammkundin, Frau Burbach, fragt Sie: „Sagen Sie mal, das sind doch hier die Blutdrucktabletten, oder? Muss man die eigentlich wirklich regelmäßig einnehmen?“ „Ja, das sind Ihre Blutdrucktabletten. Sie wissen doch, dass Sie die Tabletten regelmäßig einnehmen müssen. Darüber haben wir doch schon beim letzten Mal gesprochen“, antworten Sie freundlich. Die Kundin schaut kurz auf, greift sich dann die Arzneimittelpackung, schüttelt ärgerlich den Kopf und wirft die Packung wieder auf den HV-Tisch. Dabei sieht sie Sie mit zusammengekniffenen Augen an und zischt wütend: „Wollen Sie mir vorschreiben, ob ich meine Arzneimittel einnehmen muss oder nicht?“ Sie erschrecken über die heftige Reaktion der Kundin: „Nein, so habe ich das doch nicht gemeint!“ Aber die Kundin hört Ihnen schon nicht mehr zu, sondern sie sucht bereits nach Münzen in ihrem Portemonnaie und fragt: „Was muss ich zahlen?“

Was ist da passiert? Die Kundin reagiert verärgert und ablehnend. Dabei wollten Sie die Kundin doch nur gut beraten. Ihre Information lautet (○ Abb. 1.7):

- „Diese Blutdrucktabletten müssen regelmäßig eingenommen werden, damit sie optimal wirken.“ (Sachbotschaft)

Sie können der Kundin nur dann diese Information geben, wenn Sie über die allgemeinen Prinzipien der Blutdrucktherapie Bescheid wissen. Zum Thema Hypertonie kennen Sie sich selbstverständlich aus. Gleichzeitig mit der Sachbotschaft senden Sie also auch eine Botschaft über sich selbst:

- „Ich kenne mich im Bereich der Arzneitherapie aus.“ (Selbstaussage)

Nebenbei haben Sie mit der Information, die Sie der Kundin geben wollen, auch Ihre Beziehung zu ihr festgelegt:

- „Ich möchte Ihnen mit meinem Wissen helfen – dazu bin ich schließlich hier. Ich möchte, dass es Ihnen gut geht.“ (Beziehungsbotschaft)

Dadurch steckt in Ihrer Aussage auch der Appell:

- „Vertrauen Sie mir und nehmen Sie Ihre Tabletten regelmäßig, damit es Ihnen gut geht“. (Appell)

Die Kundin, Frau Burbach, könnte dankbar Ihren Rat annehmen. Wie Sie aus ihrer Reaktion ablesen können, tut sie das aber nicht. Welche Gedanken gehen ihr wohl im Kopf herum? Betrachten wir die Situation aus Frau Burbachs Perspektive:

Frau Burbach fühlt sich unter der Blutdrucktherapie schlecht. Sie fühlt sich regelmäßig nach Einnahme der Tabletten schwindlig und schwach. In der letzten Woche ist sie sogar kurz nach der Einnahme gestürzt, weil ihr plötzlich schwarz vor Augen wurde. Sie bezweifelt den Nutzen der Therapie und ist sich sicher, dass ihr Blutdruck zu stark gesenkt wird. Das alles hat sie versucht, dem Arzt zu erklären. Der Arzt war allerdings sehr in Eile. Er hat die Bedenken seiner Patientin nicht ernst genommen. Stattdessen hat er ihr gesagt, in ihrem Alter würden

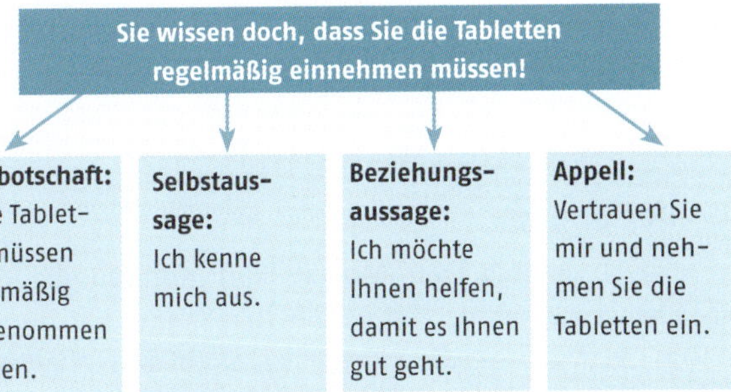

Abb. 1.7 Vier Botschaften einer Nachricht aus Sicht des Senders

sich schon einmal einige Befindlichkeitsstörungen einstellen. Falls Frau Burbach beim Laufen unsicher würde, solle sie einen Stock zu Hilfe nehmen, um sich zu stützen.

Ihre Information über die regelmäßige Einnahme der Tabletten empfindet Frau Burbach als Bevormundung. Niemand, weder Arzt noch Apotheker, führt eine individuelle Nutzen-

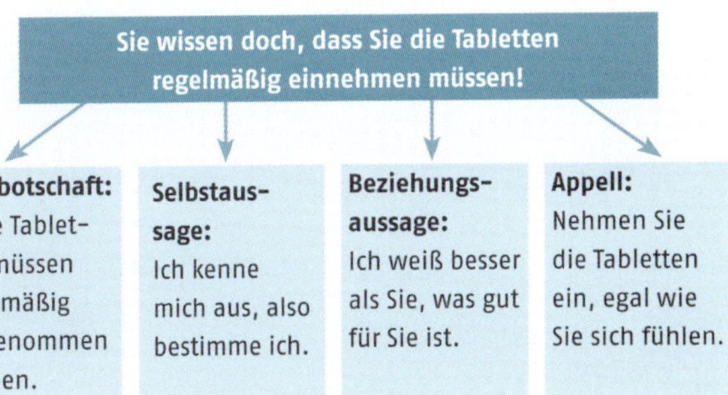

Abb. 1.8 Vier Botschaften einer Nachricht aus Sicht des Empfängers

Risiko-Abwägung aus Sicht der Patientin durch. Niemand interessiert sich dafür, wie es Frau Burbach unter der Therapie geht. Alle befehlen ihr nur, diese Tabletten einzunehmen. Sie versteht Ihre Beratung wie in ○ Abb. 1.8 dargestellt.

1.2.2 Sich gut verstehen – Verständnis und Beziehung

Mit einem vereinfachten Modell läuft Kommunikation auf zwei Ebenen ab: auf der Ebene des Inhalts und der Beziehung (○ Abb. 1.9). Während die Worte meist allein den Inhalt vermitteln, werden durch Körpersprache gleichzeitig Informationen zur Beziehungsebene übertragen. Dadurch erhält der Inhalt erst seine endgültige Bedeutung.

Je besser die Beziehung zwischen den Gesprächspartnern ist, desto besser klappt die Verständigung. Beide Gesprächspartner verstehen dann – quasi ohne Worte – was der jeweils andere mit

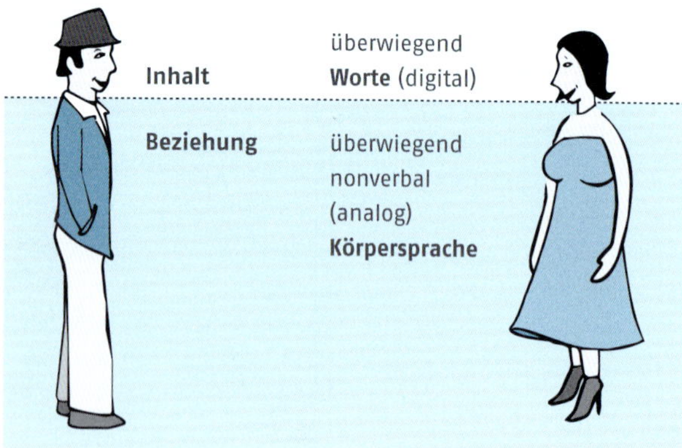

○ **Abb. 1.9** Kommunikation auf zwei Ebenen

seiner Bemerkung sagen will. Es herrscht ein positives Grundgefühl. Beide fühlen sich wohl. Es kommt nur selten zu Missverständnissen (○ Abb. 1.10).

Dieser paradiesische Zustand wird aber so gut wie nie erreicht. Gleichgültig, wie gut man sich kennt – unter guten Freunden, guten Arbeitskollegen, unter Ehepartnern oder Kindern – niemand kann Gedanken lesen! Umso schwieriger läuft die Verständigung ab, wenn wir unser Gegenüber nur kurz kennen, wie zum Beispiel unseren Kunden im Handverkauf.

Manchmal klappt es allerdings hervorragend. Voraussetzung dafür ist, dass wir uns kennen und dass wir eine gute Beziehung zueinander haben – einen „guten Draht".

Ein Stammkunde, Herr Schönherr, nennt gerade seine Wünsche: „Ich hätte gerne eine große Packung der hauseigenen Knoblauchperlen, dann 300 Tabletten von meinem Vitamin E, dann noch 100 Weißdorndragees und zwei Tuben Rheumasalbe." Sie sehen ihn streng an und sagen: „Jetzt reicht es aber, oder? Sie müssen ja noch was für die anderen Kunden übrig lassen!"

Ihre Kollegin hat das Gespräch mitgehört und sieht erschrocken zu Ihnen herüber. War diese Bemerkung nicht ein bisschen zu frech?

Herr Schönherr blickt ebenfalls skeptisch. Er sieht Ihnen konzentriert in die Augen, um in kürzester Zeit zu erkennen, wie Sie das wohl gemeint haben. Denn Sie haben ihm bereits zugezwinkert und lächeln ihn jetzt verschmitzt an. Herr Schönherr zwinkert zurück und antwortet mit ausladender Armbewegung: „Nein, das war noch längst nicht alles. Heute kaufe ich euren Laden leer." – „Na gut", stöhnen Sie jetzt scheinbar resignierend, „dann fange ich schon einmal an, die Packungen zu holen."

Wenn Sie sich mit einem Kunden gut verstehen und auf einer Wellenlänge sind, werden Sie sich im Gespräch gegenseitig necken können und viel Spaß miteinander haben. Denn

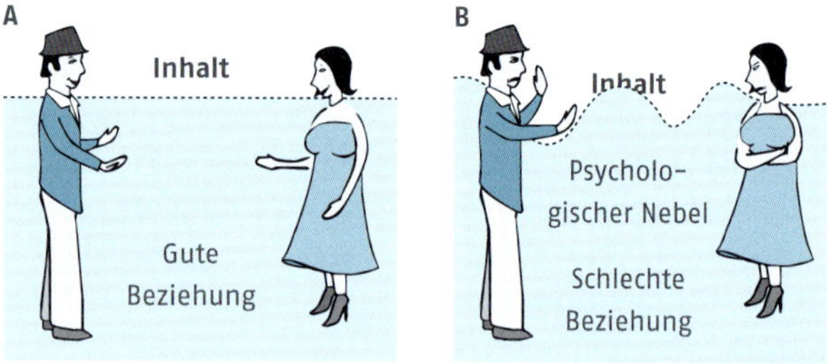

Abb. 1.10 Psychologischer Nebel trübt das Verständnis

dann wird der Kunde sofort wissen, wie Ihre Bemerkung gemeint ist.

Wenn Sie den Kunden aber nicht gut kennen, ist eine solche Bemerkung undenkbar. Ihr Gegenüber würde sie tatsächlich missverstehen, als wollten Sie die Belieferung seiner Wünsche verweigern (Abb. 1.10).

Für die Vermittlung eines Inhalts ist eine gute Beziehung die Voraussetzung. Beide Gesprächspartner fühlen sich im Gespräch wohl, sie mögen sich, es herrschen bei beiden positive Gefühle. Bei einer gestörten Beziehung, bei einem schwelenden Streit oder Missverständnis zwischen zwei Gesprächspartnern können nur sehr schwer Sachinhalte vermittelt werden.

Betrachten wir noch einmal das Beispiel Frau Burbachs, die sich über die Bevormundung der Apothekerin ärgert. Während sie sich darüber ärgert, wird sie nichts von dem aufnehmen können, was Sie ihr zum Thema Bluthochdrucktherapie erklären. Sie steht quasi im psychologischen Beziehungs-Nebel und kann Sie nicht mehr klar sehen und hören. Ärger ist ein Indikator für negative Gefühle und für Störungen in der Kommunikation.

1.2.3 Was willst du mir sagen? – Mit vier Ohren hören

In jeder Nachricht stecken vier Botschaften. Wie eine Nachricht verstanden wird, hängt davon ab, was unser Gesprächspartner heraushört. Im einfachsten Fall findet unser Gespräch hauptsächlich auf Sachebene statt. Die Kundin sendet eine Sachbotschaft, Sie hören mit dem Sachohr.

„Ich hätte gerne Paracetamol-Zäpfchen für Kinder", sagt die Kundin. „Gern!", antworten Sie. „Wie alt ist denn das Kind?" „Es ist vier Jahre alt, wird in einem Monat fünf." „Ja, dann brauchen Sie 250-mg-Zäpfchen. Kleinen Moment bitte, ich hole Ihnen die Zäpfchen in der richtigen Dosierung." (○ Abb. 1.11).

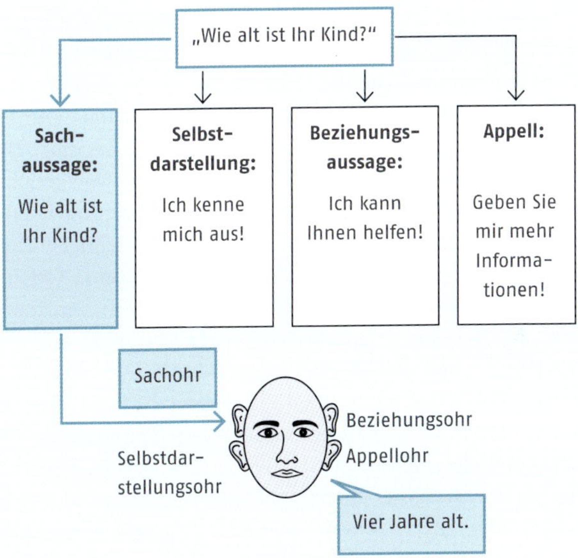

○ **Abb. 1.11** Hören mit dem Sachohr

Die Kundin hätte auch auf „anderen Ohren" hören können. Sie hätte z. B. antworten können: „Was geht Sie das an?" Damit hätte sie deutlich gemacht, dass sie Ihre Selbstdarstellung nicht akzeptiert und nicht bereit ist, mehr Informationen zu geben.

Das Hören auf dem Sachohr ist in professionellen Gesprächen weit verbreitet. Auch im Beispiel Frau Burbachs ist das Gespräch so gelaufen. Frau Burbach fragt nach, ob sie ihre Blutdrucktabletten regelmäßig einnehmen soll, und Sie antworten auf der Sachebene, indem Sie diese Frage beantworten (○ Abb. 1.12).

Frau Burbach bittet zwar scheinbar um eine allgemeine Information über Blutdrucktherapie, dahinter versteckt sie aber die Selbstoffenbarung: „Ich bin unsicher! Ich bin vom Nutzen nicht überzeugt, weil es mir unter der Therapie schlecht geht!" und den Appell „Nehmen Sie meine Sorgen ernst und helfen Sie mir im Umgang mit meinem Schwindel!" Sie übergehen diese Botschaften, wenn Sie vorschnell Lösungen anbieten.

Die meisten Kunden kommen in die Apotheke und scheinen uns einen eindeutigen Auftrag zu erteilen: Sie möchten Kopfschmerztabletten, ein Mittel gegen Schlafstörungen, etwas gegen Reizhusten. Wir sind schnell dabei das Richtige auf den HV-Tisch zu legen, um ihren Auftrag auszuführen. Oft steht der Wunsch nach dem Arzneimittel aber gar nicht im Vordergrund, sondern der Wunsch, seine eigenen Sorgen und Nöte zu erzählen, Mitgefühl zu erhalten, wie schlecht es ihnen doch geht, oder Beruhigung, dass sie sich wegen ihrer Beschwerden keine Sorgen machen müssen, weil sie zwar unangenehm sind, aber nicht bedrohlich.

Bieten Sie nicht vorschnell sachliche Hilfe an, sondern hören Sie dem anderen erst einmal mit dem Selbstoffenbarungsohr zu! Hören Sie, was die Kunden Ihnen wirklich sagen wollen!

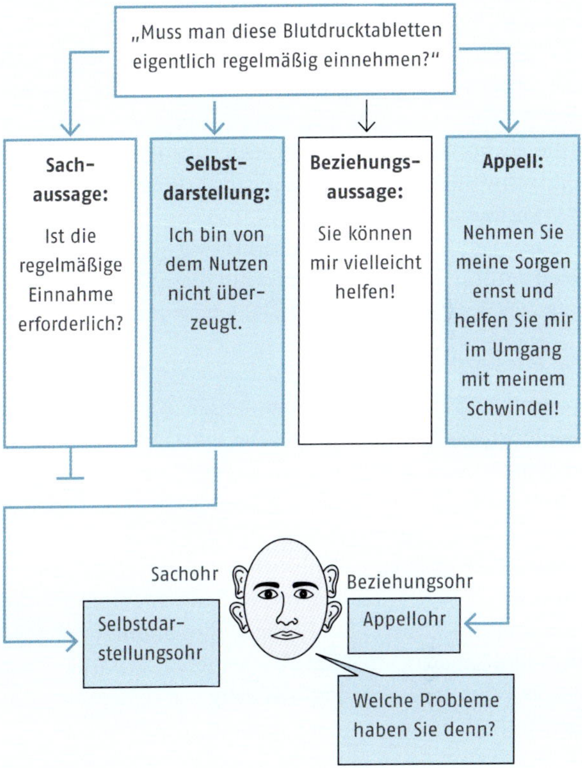

Abb. 1.12 Hören mit dem Selbstdarstellungs- und dem Appelohr

MERKE

Fragen Sie sich: „Was möchte mir der andere sagen?“ statt „Was soll ich für ihn tun?“

Schwierigkeiten gibt es immer wieder mit Menschen, die bevorzugt auf dem Beziehungsohr hören. Sie hören oft Botschaften heraus, die „so nicht gemeint" waren.

So hätten Sie aus der Frage „Muss man diese Blutdrucktabletten wirklich regelmäßig einnehmen?" auch mit dem Beziehungsohr heraushören können: „Ich zweifle an der Information, die Sie mir schon einmal gegeben haben! Ich glaube Ihnen nicht!", obwohl Frau Burbach Sie genau deshalb fragt, weil sie Ihnen vertraut.

Lassen Sie sich mit Ihrer Antwort Zeit und fragen Sie erst einmal zurück: „Wie geht es Ihnen mit dieser Therapie?", „Warum fragen Sie?", „Würden Sie die Tablette gerne absetzen?"

1.2.4 Missverständnisse klären

Solange Botschaften, die gesendet werden, mit dem „richtigen" Ohr gehört werden, funktioniert die Verständigung – sie werden genauso verstanden, wie sie gemeint waren. Sobald aber die Botschaft, die man senden möchte, nicht gehört wird, tritt Ärger auf:

Frau Burbach ärgert sich, weil niemand etwas von dem Schwindel, der sie plagt, hören möchte und keine Hilfe in Sicht ist.

Sie ärgern sich, weil Frau Burbach Ihre fundierten Informationen und gut gemeinten Ratschläge nicht hören will.

Es gibt nun mehrere Möglichkeiten, mit diesem Ärger umzugehen:

Sie können versuchen, diesen Ärger herunterzuschlucken und zu vergessen. Dann besteht aber die Gefahr, dass Sie bei der nächsten Gelegenheit ihre schlechte Laune am nächstbesten Gesprächspartner auslassen. Diese Methode ist weit verbreitet, aber völlig ineffektiv. Im Gegenteil: aus einem kleinen Missverständnis beginnt ein Missverhältnis.

PRAXISTIPP

Stellen Sie sich Ihrem eigenen Ärger!

- Versuchen Sie, die Reaktion des anderen zu verstehen: Analysieren Sie so schnell wie möglich die Situation: Was ist da wohl schief gegangen? Was habe ich falsch/undeutlich gesendet? Was hat der andere/was habe ich (falsch) verstanden?
- Bleiben Sie sachlich, wenn Sie eine sachliche Botschaft vermitteln wollen und Selbst- oder Beziehungsaussagen hier nicht hingehören.
- Senden Sie Ihre Botschaft deutlicher: Sagen Sie, was Sie wollen, statt Botschaften versteckt senden zu wollen.
- Machen Sie den Ärger zum Thema, wenn Sie merken, dass Sie auf der sachlichen Ebene nicht weiter kommen. Sprechen Sie aus, was Sie auf der Beziehungsebene stört.

Frau Burbach ärgert sich über Ihre unpersönliche Reaktion auf Ihre Nachfrage. Sie fühlt sich zurückgewiesen. Dabei merkt sie, dass es ihr ja nicht um allgemeine Informationen geht, sondern darum, dass sie Probleme mit Schwindel hat, die sie auf die Blutdrucktabletten zurückführt. Sie kann jetzt antworten: „Alle reden nur immer davon, wie wichtig es ist, den hohen Blutdruck zu behandeln. Niemand redet davon, wie es ihr damit geht und dass diese Blutdrucktabletten vielleicht schlecht verträglich sind. Also mir wird regelmäßig schwindelig, nachdem ich diese Tabletten eingenommen habe. Sie wissen ja, ich nehme noch eine andere Sorte Tabletten ein. Kann es nicht sein, dass die beiden Sorten von Tabletten sich nicht vertragen?“ Wenn Frau Burbach ihr Anliegen auf diese Weise konkretisiert, fällt es Ihnen leicht, ihre Sorgen zu verstehen und darauf einzugehen.

Im Wortwechsel mit Frau Burbach merken Sie schnell, dass Sie sich beide wohl falsch verstanden haben. Sie wollten Sie nicht bevormunden und ihr den Befehl zur Einnahme geben, sondern wollten eigentlich nur eine Sachinformation geben. Die Kundin hat Sie „falsch verstanden", vielleicht weil Sie falsch gesendet haben, wahrscheinlich aber, weil Sie sie ihrerseits falsch verstanden haben. Gehen Sie sofort auf die Störung ein: „Moment, ich merke gerade, dass ich Sie vielleicht falsch verstanden habe. Was haben Sie denn für ein Problem mit diesen Tabletten?"

MERKE

„Da hast du mich falsch verstanden", gibt es nicht! Es heißt: „Da habe ich mich wohl falsch ausgedrückt!" Richtig ist: Der Sender ist verantwortlich für das, was der Empfänger versteht!

1.3 Sich auf den anderen einlassen – fragen und zuhören

Jemand sagt etwas und ich verstehe es – so einfach ist es leider nur selten. Um zu verstehen, müssen wir zunächst zuhören und meist nachfragen, um abzuklären, ob wir es richtig verstehen.

1.3.1 Zuhören ist ZUwenden und hinHÖREN

Die Voraussetzung für Verständnis ist es, zunächst zuzuhören. Zuhören bedeutet allerdings nicht nur, so lange still zu sein, bis der andere ausgesprochen hat, sondern mehr.

Frau Burbach fragt nach, ob Blutdrucktabletten regelmäßig einzunehmen sind. Sie waren still, bis sie ihren Satz beendet hatte und gaben ihr dann Ihre Antwort, aber zufrieden war die Kundin damit nicht.

PRAXISTIPP

Versuchen Sie zuzuhören!

- Seien Sie still und halten Sie Blickkontakt, bis Ihr Gesprächspartner ausgesprochen hat. Ohne Blickkontakt geht Ihnen wichtige Information verloren (▶ Kap. 1.1 Miteinander sprechen). Zuhören bedeutet auch hinsehen und im besten Fall mit der gesamten Aufmerksamkeit zuwenden.
- Geben Sie bestätigende Töne von sich, wie „Ja" oder „Mmmh", zunächst ohne Kommentar, um abzuwarten, ob der Gesprächspartner wirklich ausgesprochen hat oder ob er noch etwas auf seinem Herzen hat. Lassen Sie ihm Zeit. Manchmal ist es ein langer Weg von den (meist ungeordneten) Gedanken zu (wohl formulierten) Worten und Sätzen.
- Fragen Sie nach, ob Sie den anderen richtig verstanden haben, indem Sie Rückmeldung geben über das, was Sie verstanden haben. „Sie möchten eine allgemeine Information über Bluthochdruckbehandlung?" oder „Sie haben Probleme mit den Blutdrucktabletten?" Hier werden Fragen gestellt, die eigentlich Redeaufforderungen sind. Wichtig ist es, auch hiernach wieder still zu sein und dem anderen Zeit zu lassen zu antworten. Es handelt sich nicht um banale Bestätigungen („Ja, habe ich Ihnen doch gerade gesagt!"), sondern versteckte Fragen im Sinne von „Ist das wirklich alles, was Sie wollen, oder kommt da noch mehr?"
- Geben Sie auch Rückmeldung über das, was Sie auf der Beziehungsebene heraushören: „Sie fragen mich nach der Behandlung des Bluthochdrucks? Das hört sich für mich so an, als glaubten Sie nicht, dass es gut ist, die Tabletten regelmäßig einzunehmen und als wollten Sie die Tabletten lieber nicht nehmen?"

In einem Beratungsgespräch sind wir schnell mit Lösungen dabei: „Sie haben Kopfschmerzen? Dagegen kann ich Ihnen ein gutes Schmerzmittel empfehlen!“ oder „Sie können schlecht einschlafen? Dagegen ist ein Kraut gewachsen.“

Wir reagieren hier auf den Appell, anstatt schon verstanden zu haben, was mir mein Gegenüber eigentlich über sich selbst mitteilen möchte. Die genannten Symptome sind nur Ausdruck von Problemen, die eigentlich zu lösen sind: statt Kopfschmerzen zu behandeln, möchte die Kundin uns etwas von ihrem Stress erzählen und braucht nur ein bisschen Aufmerksamkeit und Bestätigung. Statt eines Schlafmittels braucht die zweite Kundin jemanden, dem sie von ihrer Trauer erzählen kann. Das erfahren Sie nur, wenn Sie sich Zeit lassen zuzuhören.

MERKE

Bemühen Sie sich hinzuhören, statt vorschnelle Ratschläge zu erteilen.

1.3.2 Fragen bedeutet offen sein für den anderen

Nachfragen – so glauben die Kinder heute noch in den Schulen – ist ein Zeichen von Dummheit. Wer fragt, gibt zu, etwas nicht verstanden zu haben, im Gegensatz zu allen anderen, die es verstanden haben ohne nachzufragen. Wer sich, z. B. in der Schule, schließlich doch traut zu fragen, erfährt von den anderen: „Das habe ich auch nicht verstanden! Gut, dass du gefragt hast. Ich habe mich nämlich nicht getraut!“

MERKE

Fragen sind ein Zeichen für Interesse am Gegenüber.

Wenn man sich ansieht, welche Botschaften in einer Nachricht versteckt sind, wie komplex die menschliche Kommunikation abläuft und wie viel Raum es für Missverständnisse gibt, wundert man sich doch, dass Verständigung überhaupt funktioniert. Aber Verständnis ohne Nachfragen ist nahezu unmöglich.

Eine Kundin erzählt Ihnen, sie habe Kopfschmerzen. Statt sofort eine Lösung zu präsentieren, möchten Sie gerne mehr erfahren.

Es gibt verschiedene Fragentypen – nicht immer kommt man mit seiner Frage ans Ziel.

Geschlossene Fragen

„Haben Sie eine Idee, was hinter den Kopfschmerzen steckt?" oder „Kennen Sie die Ursache dafür?"

Bei dieser Art der Frage handelt es sich um eine geschlossene Frage. Sie kann mit „Ja" oder „Nein" beantwortet werden, führt aber im Allgemeinen nicht dazu, dass unser Gesprächspartner viel antworten wird. „Nein, keine Ahnung", antwortet die Kundin. Sie könnte auch kurz „Ja" antworten, ohne weitere Erklärungen abzugeben.

Offene Fragen

„Was könnte die Ursache für Ihre Kopfschmerzen sein?" oder „Wann und wie oft haben Sie sie?"

Fragen, die mit einem Fragewort beginnen, heißen offene Fragen, weil sie den Gesprächsverlauf „offen" halten und ihn nicht auf eine Richtung festlegen. Sie können den Gesprächspartner öffnen, damit er zu erzählen beginnt. Man kann mit ihnen ein Gespräch eröffnen, weil es dem Gesprächspartner die Möglichkeit gibt, sich ins Gespräch mit einzubringen. Meist kommen hier hilfreiche Antworten, auf denen dann das Gespräch weiter aufbauen kann. Manchmal kommen aber auch hier nur kurze Antworten, wie z. B. auf die zweite Frage „Jeden Tag!“ Offene Fragen zu stellen erinnert häufig an ausfragen. Sie erfordern eine gute Beziehung zwischen den Gesprächspartnern, damit sich der andere traut, sich zu öffnen. Erwarten Sie nicht immer eine Antwort oder geben Sie versuchsweise eine Antwort vor, damit der Gesprächspartner weiß, was Sie von ihm wollen.

Ungünstige Fragen sind Fragen nach dem Grund „Warum, wieso, weshalb?“ Diese Fragen führen selten weiter, weil hier nach dem Sinn bestimmter Tatsachen (oder z. B. Handlungen) gefragt wird. Die Beantwortung solcher Fragen driftet bald in philosophische Sphären, die für die Lösung eines Problems keine Rolle spielen.

Alternativfragen

„Bekommen Sie die Kopfschmerzen eher in Stress oder in Ruhe?“ Bei dieser Alternativfrage werden zwei Antwortmöglichkeiten vorgegeben, zwischen denen sich der Gesprächspartner entscheiden kann. Es bleibt ihm offen, eine ganz andere Antwort zu geben.

MERKE

Fragen bedeutet offen sein für die Antworten des anderen.

Es scheint eine Kunst zu sein, den richtigen Fragetyp auszuwählen. Das Wichtigste ist aber, nach jeder Frage dem anderen tatsächlich Zeit zu lassen, sich eine Antwort zu überlegen, und seine Antwort ernst zu nehmen.

1.4 Sich verständigen – leichter gesagt als getan

Kommunikation ist also weitaus komplizierter als ein Päckchen bei einem Empfänger abzugeben. Wir haben einen weiten Weg von den Gedanken im Kopf des Senders bis zu dem, was der Empfänger schließlich versteht.

1.4.1 Fallstricke auf dem Weg

„So hier bitte schön, Ihre Blutdrucktabletten!", sagen Sie zu Frau Lister, einer alten Dame, die schon seit Jahren treu in Ihre Apotheke kommt. Sie lächeln sie dabei an und warten darauf, dass sie zurücklächelt und damit Verständnis signalisiert, so dass Sie ihr mit einer Frage eine Beratung anbieten können. Sie schaut tatsächlich auf, lächelt Sie an und nimmt ihre Tabletten entgegen. „Kommen Sie gut damit zurecht?", fragen Sie sie freundlich. Frau Lister lächelt weiter und öffnet ihr Portemonnaie: „Nein", antwortet sie laut und deutlich, immer noch lächelnd. „Nein danke, ich brauche keine Tüte. Was bekommen Sie? Ich habe Sie nicht verstanden!" Etwas lauter antworten Sie: „Ich wollte nur fragen, wie es Ihnen mit den Tabletten geht!" „Wieso?", fragt Frau Lister – jetzt schon zweifelnd – zurück. „Was ist mit den Tabletten? Haben Sie mir etwa eine andere Sorte Tabletten gegeben?" Jetzt lächelt sie nicht mehr. Ängstlich nimmt sie ihre Tablettenpackung in die Hand, dreht sie nach allen Seiten und versucht, die Packung wieder zu erkennen. Sie brauchen im Anschluss daran einige Minuten, um sie zu beruhigen und ihr die Angst zu nehmen, dass etwas anderes abgegeben sein könnte als bisher.

Hier ist die Verständigung schief gegangen: Ihr Ziel war eine Beratung im Sinne der pharmazeutischen Betreuung, im Ergebnis haben Sie eine verunsicherte Patientin, die in diesem Moment weder Ihnen noch dem Arzt mehr vertraut. Die Patientin erkennt keinen Beratungsbedarf und hat deshalb auch keine Beratung von Ihnen erwartet. Jetzt glaubt sie, dass es irgendeine Änderung in ihrer Therapie gegeben haben muss, weil Sie nachgefragt haben. Grund dafür ist, dass sie sehr schwer hört und wohl auch schlecht sehen kann. Bis jetzt hatte sie sich sicher gefühlt mit ihrer bekannten Therapie – jetzt versteht sie nicht, was mit ihrer Therapie passiert ist, und hat auch keine Möglichkeit, es selbst zu prüfen. Sie muss sich auf Sie verlassen. Dabei hört sie doch jeden Tag im Radio und im Fernsehen, dass im Geschäftsleben jeder jeden betrügt. Es gibt also Probleme beim

- **Inhalt:** Ihr gewünschter Inhalt „Beratung" wird von der Patientin missverstanden als „unbekannte Probleme",
- **Übertragung:** In der normalen Lautstärke kann die Patientin Ihre Worte nicht mehr verstehen.

Ein Kunde möchte von Ihnen ein verschreibungspflichtiges Asthmamittel. Sie kennen den Mann vom Sehen, wissen aber nicht genau, ob er das gewünschte Mittel tatsächlich regelmäßig vom Arzt bekommt oder nicht. „Nein", antworten Sie zögerlich. „Dieses Mittel ist eigentlich verschreibungspflichtig. Dafür bräuchte ich ein Rezept!" Dabei treten Sie von einem Bein aufs andere und bewegen Ihren Oberkörper hin und her. „Das bringe ich Ihnen natürlich nach", antwortet der Patient selbstsicher, „das habe ich bei Ihrem Kollegen auch schon mal gemacht. Fragen Sie ihn – er wird das wissen." Nun ist Ihr Kollege aber heute nicht in der Apotheke, um ihn zu fragen. Sie müssen die Entscheidung alleine fällen und die Verantwortung übernehmen. Eigentlich wollen Sie es ihm nicht geben, aber er redet noch ein bisschen auf Sie ein und schließlich geben Sie es ihm mit, um ihm zu helfen.

Auch hier ist das Gespräch nicht so gelaufen, wie Sie geplant haben: Sie haben gegen Ihre innere Überzeugung das Arzneimittel abgegeben. Was ist hier schief gelaufen:

- **Inhalt:** Ihr Ziel war Ihnen selbst nicht klar. Eigentlich wollten Sie ihm zwar die Abgabe verweigern, wenn aber Ihr Kollege anwesend gewesen wäre, hätte der Patient sein Arzneimittel wahrscheinlich doch bekommen.
- **Übersetzung:** In Worten haben Sie zwar „Nein" gesagt, aber Sie haben ein „eigentlich" eingeschoben und im Konjunktiv gesprochen, Ihre Körpersprache hat keinen klaren Standpunkt vertreten, sondern zeigte deutlich, wie Sie zwischen den beiden Entscheidungen hin und her schwankten. Das hat auch der Kunde erkannt und hat deshalb darauf bestanden, sein Arzneimittel zu bekommen.

1.4.2 Zielgerichtet kommunizieren – eine Zusammenfassung

Ob in Beratungsgesprächen oder im Alltag: Gespräche beginnen mit Informationen und Wissen, Gedanken und Gefühlen, die Sie als Sender im Kopf haben. Wie kommen diese Gedanken in den Kopf des Empfängers? (o Abb. 1.13)

Inhalt

Sender A plant eine Handlungsabsicht oder einen Gedanken zu vermitteln.

- Haben Sie bei Ihrer Beratung, Ihrer Empfehlung oder Ihrer Ablehnung eines Wunsches ein klares Ziel vor Augen?

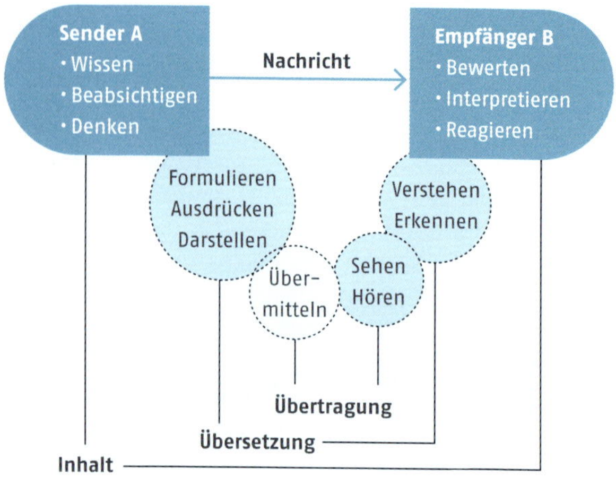

Abb. 1.13 Die Übermittlung einer Nachricht

MERKE

Nur wer sich seiner Ziele bewusst ist, kann seine Mittel gezielt einsetzen!

Machen Sie sich klar, was Sie im Gespräch erreichen wollen. Senden Sie offene statt versteckter Botschaften! Seien Sie ehrlich – auch mit sich selbst!

Übersetzung

A übersetzt den Inhalt, den er übermitteln möchte, in übertragbare, vermittelbare Zeichen, z. B. Worte, Körpersprache oder Bilder.

- Versteht Ihr Gegenüber alle Worte, die Sie aussprechen oder kommen die Worte nicht an, weil er schwerhörig ist, eine andere Sprache spricht oder in anderen Gedanken steckt?

- Vertreten Sie einen klaren Standpunkt in Ihren Worten und Ihrer Körpersprache oder winden Sie sich aus der problematischen Situation heraus, ohne recht zu wissen, wo Sie stehen?
- Verleihen die Worte und die Körpersprache Ihrer Nachricht den richtigen Ausdruck?

MERKE

Sprechen Sie die Sprache des Gegenübers.

Benutzen Sie alle zur Verfügung stehenden Mittel, Ihre Botschaft verständlich zu machen. Nur unter Einsatz der besten Verständigungsmittel haben Sie die Möglichkeit, sich möglichst genau auszudrücken.

Senden Sie eindeutige, kongruente Botschaften!

Übertragung

A vermittelt seine Zeichen mit Hilfe zur Verfügung stehender Mittel: z. B. Worte im Gespräch, per Telefon, als geschriebene Worte im Brief, per E-Mail oder SMS.

- Sprechen Sie laut und deutlich genug?
- Sprechen Sie eine dem Empfänger verständliche Sprache?

MERKE

Nur wenn die Nachricht ankommt, besteht die Möglichkeit, verstanden zu werden.

Sprechen Sie laut, deutlich und langsam!

Empfang

Empfänger B erhält die Botschaften mit den ihm zur Verfügung stehenden Mitteln, z. B. über die Ohren oder mit den Augen.

- Kann Ihr Kunde Sie gut verstehen? Oder kann er schlecht hören?

- Kann Ihr Kunde Ihre schriftlichen Anweisungen lesen oder sind sie zu klein geschrieben?
- Kann Ihr Kunde überhaupt lesen?
- Kann Ihr Gegenüber Sie sehen, wenn Sie mit ihm sprechen?
- Kann Ihr Gegenüber sich auf Sie konzentrieren oder ist er mit seinen Gedanken ganz woanders?

MERKE

Überprüfen Sie, ob der Empfänger in der Lage ist, Ihre Botschaft aufzunehmen.

Entschlüsselung

B setzt die wahrgenommenen Zeichen in ihm bekannte Bedeutungen um.

- Versteht Ihr Kunde Ihre Fragen?
- Versteht er Ihre Fachworte?
- Versteht er Ihre Sprache?
- Interessieren Sie sich für die Gefühlslage Ihres Gegenübers und wie er Ihre Botschaften aufnimmt?

MERKE

Überprüfen Sie, ob der Empfänger die Bedeutung Ihrer Nachricht versteht. Leisten Sie ihm Hilfestellung, wenn es Verständnisschwierigkeiten gibt.

Bewertung

Empfänger B bewertet und interpretiert die empfangene Botschaft und beginnt darauf zu reagieren.

- Versuchen Sie sich in Ihr Gegenüber hineinzuversetzen, um zu ahnen, wie er Sie versteht?
- Versteht Ihre Kundin oder Ihre Kollegin Ihre Nachrichten auf die beabsichtigte Weise?

- Hört Ihr Gegenüber mit dem „richtigen Ohr“?

MERKE
Überprüfen Sie, ob der Empfänger Ihre Nachricht in Ihrem Sinne versteht.

Verständigung
Der Empfänger hat die Nachricht von A fehlerfrei erhalten und kann darauf reagieren.

MERKE
Verständigung ist keine Selbst-verständlich-keit.

2 Der Kunde – das unbekannte Wesen

2.1 Kunde oder Patient – die Rollenkonfusion

Gleich zu Beginn des Gesprächs stellt sich die Frage, was will der Mensch, der in die Apotheke kommt? Will er nur etwas kaufen oder braucht er unseren Rat?

2.1.1 Selbstbestimmter Kunde …

„Ich hätte gerne 20 Thomapyrin", sagt Frau Lehmann. „Ja, gern", antworten Sie, legen ihr die Tabletten bereit und sagen: „Sie kennen die Tabletten ja." Frau Lehmann kommt regelmäßig in die Apotheke; Sie kennen sie vom Sehen. Hin und wieder kauft sie sich Kopfschmerztabletten. Sie haben auch schon mal darüber gesprochen, wie oft sie Kopfschmerzen hat, was sie dagegen tut und wie ihr die Kopfschmerztabletten helfen. Sie scheint heute in Eile zu sein. Nach einem Blick auf ihren Einkaufszettel, fragt sie: „Was bin ich Ihnen schuldig?" Sie zahlt und geht.

Frau Lehmann kommt nicht als Patientin zu Ihnen, sondern als Kundin. Sie hat einen konkreten Warenwunsch, den Sie ihr erfüllen können. Zugegeben: dieses Verkaufsgespräch entspricht nicht den Qualitätsstandards für Beratungsgespräche.

Aber dieses Gespräch entspricht den Erwartungen der Kundin und stellt sie zweifellos zufrieden.

Selbstverständlich hätten Sie ihr eine Beratung anbieten können. „Sind die Tabletten für Sie?", „Sie kommen gut damit zurecht?", „Was machen Ihre Kopfschmerzen?", jede Frage hätte Frau Lehmann überrascht und vielleicht auch gestört. „Ja!", hätte sie ungeduldig geantwortet, „Das wissen Sie doch! Wir haben doch schon beim letzten Mal darüber gesprochen!"

Sie kommt diesmal als Kundin und erwartet, dass Sie die Rolle des Verkäufers übernehmen (○ Abb. 2.1).

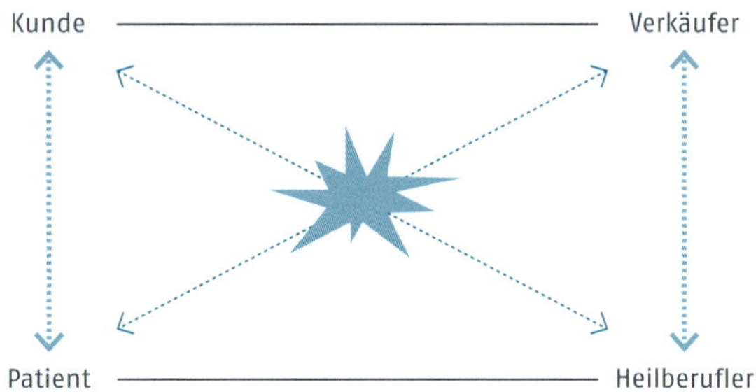

○ **Abb. 2.1** Rollenkonfusion im Verkaufs- bzw. Beratungsgespräch

2.1.2 ... oder beratungsbedürftiger Patient

Am nächsten Tag kommt Frau Lehmann in die Apotheke und möchte: „Ein Olynth Nasenspray!" „Bitte schön", antworten Sie und geben ihr das Nasenspray, „das Schnupfenspray!" „Ja", erwidert Frau Lehmann, „meinen Mann hat es ganz schön erwischt. Er konnte heute Nacht nicht schlafen, weil er keine Luft bekommen hat. Was kann ich denn wohl sonst noch für ihn machen?"

Diesmal ist Frau Lehmann ebenfalls Kundin und nicht Patientin, aber sie bittet Sie in Ihrer Rolle als Heilberufler um eine Beratung. Jetzt können Sie in die Beratung einsteigen, ohne Frau Lehmann lästig zu fallen.

Schön wäre es, wenn alle Kunden es einem so leicht machten, zu erkennen, was sie von einem erwarten und brauchen. Viele Kunden betreten eine Apotheke allerdings mit der Vorstellung, in der Apotheke würde ausschließlich Arzneimittelauslieferung stattfinden – entweder auf schriftliche Bestellung über ärztliche Rezepte oder auf mündliche Bestellung der Kunden hin. Diese Kunden erwarten keine Beratung und kommen gar nicht auf die Idee, Fragen zu stellen und um eine Beratung zu bitten, obwohl sie vielleicht Hilfe brauchen. In diesem Fall müssen Sie eine Beratung anbieten, obwohl der Kunde nicht damit rechnet und zunächst verstört reagieren wird.

„Ich hätte gerne Aspirin-Tabletten“, sagt ein Kunde. „Ja, gern“, antworten Sie, „kommen Sie gut damit zurecht?“ „Warum fragen Sie?“, fragt der Kunde zögerlich zurück. „Die meisten kommen mit diesem Kopfschmerzmittel gut aus“, antworten Sie, „allerdings gibt es manche Menschen, die den Wirkstoff schlecht vertragen und Magenschmerzen bekommen, und es gibt Schmerzarten, bei denen das Schmerzmittel einfach nicht stark genug ist. Ihnen helfen die Tabletten gut?“ „Na ja“, antwortet der Kunde weiterhin zögernd, „komisch, dass Sie gerade danach fragen. Mein Kollege sagt, das sei das beste Mittel, was der Arzneimittelmarkt hergibt, aber mir hilft es gar nicht so gut...“

Der Mann kommt als Kunde. Die erste Reaktion auf seinen konkreten Arzneimittelwunsch ist, ihm als Verkäufer seinen Wunsch zu erfüllen. Daneben ist es notwendig, ihm eine Beratung zumindest anzubieten, um unserer Rolle als Heilberufler gerecht zu werden.

Bei allem, was Sie in der Apotheke tun, müssen Sie sich über Ihre Rolle klar sein: Wollen Sie Verkäufer sein und in erster Linie Ware verkaufen? Dann stehen Sie in direkter Konkurrenz zu Versandhandel, Drogerie- und Supermärkten. Oder wollen Sie Heilberufler sein? Dann übernehmen Sie die Verantwortung für die optimale Behandlung in der Selbstmedikation, für deren Grenzen, für die Compliance in der ärztlich verordneten Arzneitherapie. Bieten Sie immer wieder Ihre Beratung an, auch wenn Kunden den Anschein machen, keine Beratung zu wollen oder zu brauchen.

2.2 Der sogenannte schwierige Kunde

Es gibt Kunden, mit denen kommt man leicht ins Gespräch, von denen erfährt man bald, was sie benötigen, und die verlassen nach jedem Gespräch zufrieden die Apotheke. Leider gibt es auch die anderen, die sogenannten schwierigen Kunden, mit denen wir im Gespräch auf Probleme stoßen. Das Hauptproblem ist aber selten der Kunde an sich, sondern unser Verständnis für ihn, unsere Einstellung ihm gegenüber und unsere Reaktion auf ihn.

Jeder Kunde ist einzigartig und möchte, dass Sie ihn entsprechend behandeln – davon können alle Menschen, die im ständigen Kundenkontakt arbeiten, ein Lied singen. Bei aller Einzigartigkeit lassen sich Kunden dennoch bestimmten Grundtypen zuordnen, denen jeweils ein Grundmuster von Eigenarten zugrunde liegt. Diese Eigenarten möglichst in den ersten Gesprächsmomenten zu erkennen und so gut wie möglich darauf reagieren – das ist das Ziel eines gelungenen Gesprächs.

2.2.1 Der Aggressive

„Guten Tag", sagt Herr Grimm mit unbewegtem Gesicht, während er sein Rezept aus der Tasche zieht. „Na, da bin ich ja mal gespannt, was Sie diesmal wieder nicht auf Lager haben." Er wirft mit einer zackigen Bewegung das Rezept auf den HV-Tisch, dass Sie Mühe haben, es rechtzeitig aufzuhalten, bevor es auf den Fußboden segelt.

Der aggressive Kunde provoziert gerne. Er wirkt meist schlecht gelaunt, schweift bei Gesprächen schnell vom Thema ab, um Sie aus der Ruhe zu bringen, und wartet nur auf eine Unvorsichtigkeit oder Schwäche von Ihrer Seite, damit er sich darauf stürzen und Sie zerfleischen kann. Niemand bedient ihn wirklich gerne. Aber versuchen Sie es trotzdem:

PRAXISTIPP

Kommunikation mit einem aggressiven Kunden

- Fassen Sie sich kurz.
- Vermeiden Sie auf jeden Fall ein Streitgespräch.
- Hören Sie ihm aktiv zu und zeigen Sie ihm, dass Sie seiner Argumentation folgen.
- Formulieren Sie Ihre Übereinstimmung: „Ich verstehe Sie wohl. Sie meinen, dass …"
- Behalten Sie einen neutralen Gesichtsausdruck. Versuchen Sie nicht zu lächeln, wenn Ihnen sein Verhalten gegen den Strich geht – ein Lächeln wirkt in dieser Situation falsch und unterwürfig. Aber bleiben Sie freundlich und verbindlich.
- Setzen Sie ihm Grenzen, wenn er Ihnen zu weit geht.

Stellen Sie sich vor, das Rezept, das er auf den HV-Tisch wirft, rutscht über die Tischkante und fällt tatsächlich auf den Boden.

Sie müssen sich bücken, um es aufzuheben. Wenn Sie wieder stehen, schauen Sie ihm direkt in die Augen und sagen Sie mit möglichst freundlichem Gesicht und neutraler fester Stimme: „Sie wollen also, dass ich vor Ihnen auf die Knie falle, bevor ich Ihnen Ihre Arzneimittel nach vorne hole. Das geht mir doch ein bisschen zu weit." Halten Sie den Blick, bevor Sie sich jetzt erst umdrehen, um mit dem Rezept zu den Arzneimittelschüben zu gehen. Herr Grimm wird sich vielleicht sofort entschuldigen und beim nächsten Mal zurücknehmen.

Im besten Fall können Sie das Rezept lächelnd entgegen nehmen: „Mal sehen, was wir diesmal wieder nicht auf Lager haben." Wenn Sie Ihr Warenlager regelmäßig auf den Bedarf der Patienten abstimmen, kann es sein, dass Sie ihm alles sofort vorlegen können. „Hier haben wir alle Ihre Medikamente. Wir haben sie extra für Sie an Lager gelegt!"

Wenn Sie ihm mitteilen müssen, dass seine Arzneimittel tatsächlich im Moment nicht vorrätig sind, sagen Sie ihm, wann Sie die Arzneimittel für ihn abholbereit haben werden. Sagen Sie es ihm ohne Schuldgefühle mit einer festen Stimme und einem neutralen Gesichtsausdruck. Wenn er trotzdem hochfährt und laut und wütend wird, antworten Sie wiederum so neutral wie möglich: „Ja, ich verstehe wohl, dass Sie am liebsten Ihre Medikamente gleich mitgenommen hätten. Im Moment habe ich sie nicht, aber ich kann sie in zwei (drei ...) Stunden hier haben", „Sie wissen, dass wir Ihnen Ihre Medikamente gerne nach Hause liefern" oder „Ich kann Ihren Ärger wohl verstehen, kann aber an dieser Situation jetzt nichts ändern. Vielleicht möchten Sie es in einer anderen Apotheke versuchen?"

Aggressive Kunden drohen zwar häufig damit, diese Apotheke nie wieder zu besuchen, weil sie so schlecht sei. Sie machen ihre Drohung aber nur selten wahr, weil sie wissen, dass die Lieferfähigkeit anderer Apotheken auch nicht 100 % betragen kann. Mal anders überlegt: Wäre es so schlimm, wenn dieser fürchterliche Kunde zu einer anderen Apotheke wechselt? Der Verlust wäre zu verschmerzen, weil es für alle vorteilhaft ist, mit positiv gestimmten Kunden umzugehen. Meist poltern aggressive Kunden aber in allen Apotheken und in anderen Geschäften gleichermaßen ohne Grund, sie sind häufig stadtbekannt. Also beachten Sie zwar deren Kritik, aber prüfen Sie sie genau, ob sie berechtigt ist.

MERKE

Der aggressive Kunde braucht das Gefühl, selbst die Situation zu bestimmen und Macht auszuüben. Akzeptieren Sie diesen Wunsch, aber zeigen Sie ihm Ihre Grenzen, damit er Sie im Gegenzug akzeptiert.

Wenn Sie es schaffen ihm standzuhalten, ohne sich mit ihm zu streiten, können Sie einen treuen und ehrlichen Kunden gewinnen.

Viele Kunden kommen mit einer scheinbar aggressiven Haltung in die Apotheke. Es gibt viele Gründe für diese Haltung:

- Diese Menschen sind vielleicht in Eile und in Gedanken schon bei ihrer nächsten Besorgung.
- Sie haben sich über eine Situation außerhalb der Apotheke geärgert.
- Sie sind unsicher und allen Fremden gegenüber misstrauisch.
- Sie haben Angst, nicht ernst genommen zu werden.
- Sie sind krank und fühlen sich nicht gut.

Wenn Sie in diesem Fall mit einer normalen Freundlichkeit auf diese Kunden zugehen, schmilzt die scheinbare Aggressivität dahin und sie sind offen für ein gutes Gespräch.

2.2.2 Der Unsichere

Eine alte Frau betritt die Apotheke. Sie bleibt gleich hinter der Tür stehen und sieht sich unsicher um. Dann geht sie einige Schritte, um sofort wieder stehen zu bleiben und nach ihrem Rezept zu suchen. Schließlich steht sie mit dem Rezept in der Hand am HV-Tisch und schaut sie vorsichtig an. „Guten Tag", sprechen Sie sie an, „kann ich Ihnen helfen?" „Ja", sagt die Frau leise, „ich weiß nicht...", und zögerlich hält sie Ihnen ihr Rezept entgegen. „Sie haben ein Rezept vom Arzt bekommen", bestätigen Sie, als Sie das Rezept entgegennehmen. „Da sind Sie hier richtig! Einen kleinen Moment bitte, ich hole Ihnen Ihre Medikamente."

Der unsichere, schüchterne Kunde ist sehr zurückhaltend. Er beginnt selten ein Gespräch von sich aus. Er traut sich auch kaum Fragen zu stellen, weil er nicht stören will. Er ist leicht zu irritieren, vermeidet Blickkontakt und spricht meist leise und wenig. Gehen Sie auf diesen Kunden vorsichtig zu:

PRAXISTIPP

Kommunikation mit einem unsicheren Kunden

- Erwecken Sie sein Vertrauen.
- Vermitteln Sie Sicherheit durch ein freundliches und sicheres Auftreten und eine feste Stimme.
- Lassen Sie sich Zeit, Kontakt herzustellen und die Grundlage für Vertrauen aufzubauen.
- Zeigen Sie, dass dieser Kunde Ihnen wichtig ist.
- Empfehlen Sie ihm gleich die beste Lösung und zeigen Sie ihm wenig Alternativen auf.
- Bauen Sie Ihre Argumentation auf Erfahrung auf. Benutzen Sie die Aussage von Referenzpersonen: „Also ich, z. B. , habe die besten Erfahrungen mit ... gemacht." „Herr Dr. Meyer empfiehlt..."

MERKE

Der unsichere Kunde erwartet Hilfe und Führung im Medikamentendschungel. Nehmen Sie ihn zum Einstieg ins Gespräch „an die Hand".

Viele Kunden wirken auf den ersten Blick unsicher. Kein Wunder, bei den verunsichernden Nachrichten jeden Morgen in der Tageszeitung, jeden Tag in Fernsehberichten und in allen Gesprächen unter betroffenen Menschen. Was erwartet mich diesmal in der Apotheke? Was hat mir der Arzt diesmal verschrieben? Was muss ich diesmal zuzahlen? Wie muss ich die Medikamente diesmal einnehmen? Wie werde ich sie diesmal vertragen?

Sind Sie aber erst mal im Gespräch und erkennt er, dass er Ihnen trauen kann, verschwindet meist die Ängstlichkeit und er ist allen Argumenten und Erklärungen gegenüber offen.

2.2.3 Der Besserwisser

Ihr Kunde möchte etwas gegen seine starke Erkältung. Sie haben ihm ein Mittel gegen Kopf- und Gliederschmerzen, ein Schnupfenspray und ein Sekretolytikum empfohlen, damit seine schlimmsten Beschwerden behandelt werden. „Sie haben mich wohl falsch verstanden", fällt er Ihnen ins Wort. „Ich hätte gerne ein einziges Mittel. Sie kennen sich wohl nicht gut aus. Also, meine Mutter hat früher immer Spalt Tabletten genommen. Die haben Sie wohl nicht auf Lager; deshalb können Sie sie mir nicht empfehlen, oder?"

Der Besserwisser scheint zunächst offen zu sein für alle guten Empfehlungen, die Sie ihm geben können, und lässt Sie erst reden, bevor er plötzlich mit seiner unumstößlichen Meinung herauskommt. Diese Meinung stützt sich meist auf unbekannte Quellen, Verwandte, Zeitungsartikel oder Fernsehsendungen.

Sie können versuchen, diesem Typ von Kunden den Wind aus dem Segel zu nehmen, indem Sie als erstes fragen: „Womit haben Sie denn gute Erfahrungen?" oder „Was haben Sie sich denn vorgestellt?" Der Hardcore-Besserwisser wird auf eine solche offene Frage aber mit einer Gegenfrage antworten und scheinheilig zurückfragen: „Was würden Sie mir denn empfehlen?" Erst wenn er sich als Besserwisser geoutet hat, können Sie auf ihn reagieren.

PRAXISTIPP

Kommunikation mit einem besserwisserischen Kunden

- Hören Sie gut zu, auf welche Quellen sich seine Meinung gründet und bestätigen Sie, dass es schwer ist, die Glaubwürdigkeit dieser Informationsquelle anzuzweifeln.
- Fragen Sie ihn in geschlossenen Fragen, worauf er bei seiner Behandlung den größten Wert legt, um im Stillen schon einmal Argumente für Ihre Empfehlung zu sammeln.
- Formulieren Sie dann kurz und prägnant Ihre Empfehlung und begründen Sie sie plausibel, evtl. unter Verwendung der Argumente, die Sie vorher gesammelt haben. Sie bieten ihm Ihren professionellen Rat an.
- Erklären Sie, dass Entscheidungen zwischen zwei Empfehlungen immer auch Vertrauensfragen sind.
- Halten Sie ihm beide Entscheidungsmöglichkeiten offen. Ihre Empfehlung kann nur ein Angebot sein, das er auch ablehnen darf. Verstehen Sie eine Ablehnung auf keinen Fall als persönliche Beleidigung.

„Ja, solche altbewährten Ratschläge meiner Mutter habe ich auch noch in Erinnerung. Und sie hatte damit immer Erfolg."

Der Kunde nickt bestätigend. Sie fahren fort: „Noch einmal zu Ihren Beschwerden. Sie haben Kopf- und Gliederschmerzen aufgrund der Erkältung?“ „Ja, genau“, antwortet der Kunde. „Und Sie haben starken Schnupfen, die Nase läuft die ganze Zeit. Manchmal sitzt die Nase auch zu, weil die Nasenschleimhäute angeschwollen sind?“, fragen Sie weiter. Der Kunde nickt. „Und Sie können kaum einen klaren Gedanken fassen, weil der Kopf zu sitzt?“ „Alles das ist richtig“, antwortet der Kunde. „Da muss es doch ein Mittel geben!“

„Natürlich gibt es dagegen Arzneimittel! Gegen alles ist ein Kraut gewachsen, hat meine Mutter immer gesagt! Vor einiger Zeit hätte man wirklich nur ein Mittel empfohlen, z. B. Spalt, wie Sie es selber sagen. Dieses Mittel wirkt gegen die Kopf- und Gliederschmerzen und hilft Ihnen da gegen Ihre schlimmsten Symptome. Heute empfehlen Ärzte aber gleichzeitig ursächlich gegen die Kopfschmerzen und den Kopfdruck vorzugehen. Dafür ist es notwendig, dass Sie den Schnupfen behandeln, nämlich einmal das Schnupfensekret flüssig halten bzw. verflüssigen – mit diesem Sekretlöser z. B. – und zusätzlich zusehen, dass es auch zügig abfließen kann – mit diesem Nasenspray. Jetzt können Sie natürlich fragen, warum es diese Wirkstoffe nicht zusammen in einer Tablette gibt. Gute Frage! Die Antwort ist, dass Sie den Sekretlöser regelmäßig einnehmen müssen, damit er optimal wirkt. Das Nasenspray brauchen Sie jedoch nur bei Bedarf anzuwenden, z. B. nur zur Nacht. Deshalb empfehle ich Ihnen einzelne Mittel, statt einer Kombination.“

Viele Besserwisser lassen sich gerne von Ihnen überzeugen, wenn Sie gute Argumente haben und die Informationen aus anderen Quellen kennen und ernst nehmen. Sie wollen zeigen, dass sie sich informiert haben und dass sie sich nicht übers Ohr hauen lassen. Bei anderen sind allerdings alle Überzeugungsbemühungen verlorene Liebesmüh. Wiederholen Sie Ihre Argumente höchstens einmal. Wenn er dann darauf nicht eingeht, lassen Sie ihm seine Meinung und versuchen Sie, seiner Entscheidung etwas Gutes abzugewinnen: „Ich kann Ihre Meinung gut verstehen. Was früher gut war, kann schließlich heute nicht schlecht sein."

2.2.4 Der Misstrauische

„Was haben Sie mir denn da geholt?" Der Kunde nimmt die empfohlenen Hustentropfen erst einmal in die Hand und versucht, die Beschriftung zu entziffern. „Ambro – xol – hy – dro – chlorid – da ist ja Chemie drin! Wollen Sie mich vergiften?"

Der Misstrauische erscheint zunächst wortkarg. Er wartet, bis Sie eine konkrete Empfehlung geäußert haben, und beginnt dann, Sie mit Fragen zu bombardieren. Dabei lauert er auf eine Schwäche, um Sie dann durch seine Einwände zu verunsichern.

PRAXISTIPP

Kommunikation mit einem misstrauischen Kunden

- Lassen Sie den Kunden möglichst oft fragen.
- Bestätigen Sie ihm seine Aufmerksamkeit und sein Interesse.
- Argumentieren Sie bei Detailfragen äußerst genau und stichhaltig, um ihm keine Angriffspunkte zu bieten und ihn zu überzeugen.
- Fragen Sie ihn mit geeigneten Fragen, worauf er bei seiner Behandlung den größten Wert legt, und formulieren Sie dann mit guter Begründung Ihre Empfehlung.
- Achten Sie darauf, was den Misstrauischen überzeugt: Meist überzeugen ihn Ihre eigenen Erfahrungen oder Erfahrungen von Referenzpersonen mehr als Sachargumente.

„Gut, dass Sie beim Arzneimittel auf die Angabe der Inhaltsstoffe achten. Der Name ist ziemlich unwichtig, wichtig sind die wirksamen Bestandteile. Und dieser Wirkstoff hier, das Ambroxolhydrochlorid ist ein sehr guter schleimlösender Stoff, der sich seit Jahren bewährt hat und selbst bei Säuglingen schon eingesetzt werden kann. " Der Kunde sieht Sie skeptisch an: „Aber sind nicht pflanzliche Wirkstoffe besser?" „Es gibt natürlich auch pflanzliche Hustentropfen. Ob die besser oder schlechter sind, kann man objektiv gar nicht sagen. Wenn ich allerdings Husten habe, nehme ich immer diese Tropfen, denn ich kann es mir nicht leisten, krank zu sein."

Wenn Sie ihm übrigens pflanzliche Hustentropfen empfohlen hätten, hätte der Misstrauische sich über den Alkoholgehalt oder das allergene Risiko beschwert. Irgendetwas findet er immer. Es ist nicht sinnvoll, im Gespräch die Argumentation zu wechseln und ihm nach seinem Munde zu reden. Wenn Sie z. B. auf pflanzliche Hustentropfen umschwenken, wird er umso misstrauischer: „Ach, so ist das: Also waren die ersten Tropfen wohl doch nicht optimal. Gut, dass ich nachgefragt habe! Dem (oder der) glaube ich gar nichts mehr!"

2.2.5 Der Unentschiedene

„Ambro – xol – hy – dro – chlo – rid? Das ist ja Chemie! Ich hätte aber gerne etwas Pflanzliches!" „Ja", antworten Sie, „es gibt natürlich auch pflanzliche Hustenmittel. Haben Sie denn schon Erfahrung mit einem Mittel? Also, kennen Sie ein Mittel, mit dem Sie gut zurecht gekommen sind?" „Nein, nein", erwidert der Kunde, „zeigen Sie mir mal. Was haben Sie denn da?" „Also, zum Hustenlösen kann ich Ihnen diese Tropfen hier empfehlen!" „Ja, die kenne ich", antwortet der Kunde, „die haben meinem Nachbarn gar nicht geholfen. Haben Sie noch andere?"

Der Unentschiedene bringt immer wieder neue Ideen ins Gespräch, kennt zu jedem Mittel einen guten Grund, es abzulehnen, und kann sich schließlich nicht entscheiden.

PRAXISTIPP

Kommunikation mit einem unentschiedenen Kunden

- Strukturieren Sie das Beratungsgespräch: Fragen Sie ihn gleich zu Beginn, für wen das Arzneimittel sein soll, gegen welche Beschwerden und ob er z. B. pflanzliche Arzneimittel bevorzugt.
- Legen Sie nach diesen einführenden Fragen Ihre Empfehlung und Ihre Argumente fest und bieten Sie dem Unentschiedenen Ihre Empfehlung an.
- Reagieren Sie auf seine Einwände mit der Ja-und-gleichzeitig-Taktik: Zeigen Sie, dass Sie jeden Einwand verstehen können, und widerlegen Sie ihn mit einem Argument.
- Bleiben Sie bei Ihrer ersten Empfehlung – sie sollte die beste sein, wenn Sie sich für die einführenden Fragen genügend Zeit gelassen haben. Es gibt keinen Grund, dem Kunden nach seinem Munde zu reden.

2.2.6 Der Eilige

„Hustentropfen!“, fordert der Eilige. „Ja gern“, antworten Sie, „gibt es ein Mittel, was Ihnen besonders gut hilft?“ „Nein“, drängelt der Kunde, „kein Bestimmtes. Irgendeins! Das Beste! Das kann doch nicht so schwer sein!“

Der Eilige legt keinen Wert auf Arzneimittelsicherheit oder Information. Er möchte schnelle Bedienung und schnelle Hilfe. Er hat keine Zeit und keine Lust, sich auf Gespräche einzulassen.

PRAXISTIPP

Kommunikation mit einem eiligen Kunden

- Reizen Sie diesen eiligen Kunden nicht durch betont langsame oder sorgfältige Vorgehensweise. Respektieren Sie den Zeitdruck durch ein knappes Gespräch.
- Fragen Sie ihn kurz und sachlich das Wichtigste, was Sie zur Empfehlung brauchen.
- Argumentieren Sie ebenfalls kurz und sachlich bei der Übergabe des Arzneimittels.
- Verzichten Sie auf zusätzliche Informationen.

„Nur ein paar Fragen, damit Ihnen das Mittel auch hilft!“, antworten Sie im Telegrammstil. „Trockener Reizhusten oder produktiver Erkältungshusten?“ Seine Antwort: „Erkältungshusten.“ Ihre Frage: „Lieber Tabletten oder lieber Tropfen?“ Seine Antwort: „Tabletten, aber welche, die ich möglichst nur einmal am Tag nehmen muss!“ „O.k., dann weiß ich Bescheid!“ Sie drehen sich um und greifen die Retardtabletten: „Eine Tablette pro Tag, viel dazu trinken. Der Husten sollte in drei, vier Tagen besser werden. Wenn nicht ...“ „Ja, ja“, fällt er Ihnen ins Wort, „für den Arzt habe ich aber keine Zeit. Was bekommen Sie?“

Viele Patienten wirken eilig und gehetzt. Beginnen Sie trotzdem mit den wichtigsten Fragen ein Beratungsgespräch, zeigt sich oft, dass diese Kunden sehr wohl gesprächsbereit sind und Zeit haben. Sie hatten nur nicht damit gerechnet, dass ein Gespräch nötig sei.

2.2.7 Der Redselige

„Ich hätte gerne meine Rheumasalbe", bittet Sie die Stammkundin Frau Redel. „Ja, gern", antworten Sie, „wie immer, die große Tube?" „Ja, auf jeden Fall", erzählt Frau Redel, „wissen Sie, ich habe ja solche Schmerzen in den Beinen. Heute Nacht bin ich zweimal aufgewacht und habe dann stundenlang wach gelegen. Ach, meine Nachbarin hat ja auch solche Last damit. Ach, wissen Sie, was der gestern passiert ist?…"

Natürlich wissen Sie das nicht, diese Frage ist ja auch nur rhetorisch und dient als Einstieg in eine lange Reihe von Erzählungen aus dem Leben der Frau Redel und all ihrer Nachbarinnen, Freunde und Verwandten. Spätestens jetzt wissen Sie nur eins: Sie haben hier eine typische „Redselige" vor Ihnen. Diese Frau weiß immer etwas zu erzählen. Sie macht während ihrer Rede keine Pause, so dass Sie große Schwierigkeiten haben, dazwischen zu kommen. Sie lässt Sie nicht zu Wort kommen und sollten Sie doch einmal einen Satz haben einschieben können, schneidet sie Ihnen garantiert das Wort ab.

Im „normalen" Gespräch ist es notwendig, dem Redner während des Gesprächs immer wieder zu zeigen, dass man zuhört. Dafür nicken Sie, sehen ihm in die Augen, reagieren mimisch und lassen mal ein „Ja" oder ein „Oh" hören. Fehlt in einem „normalen" Gespräch diese Rückmeldung, zweifelt der Sprecher bald daran, dass sein Redebeitrag den anderen interessiert, und verstummt. Nun könnte man vorschlagen, den Redseligen durch Verweigerung der Reaktion auszubremsen. Aber versuchen Sie es selbst: bei diesem Kundentyp funktioniert es nicht. Er scheint sich zu freuen, dass Sie ihn nicht unterbrechen, und fährt unbeirrt in seinen Erzählungen fort. Versuchen Sie auf andere Weise, mit ihm ins Gespräch zu kommen.

PRAXISTIPP

Kommunikation mit einem redseligen Kunden

- Hören Sie zunächst interessiert zu.
- Versuchen Sie sich im Redetempo und in der Themenwahl dem Redseligen anzupassen.
- Nutzen Sie kürzeste Gesprächspausen, um einen Satz unterzubringen.
- Wechseln auch Sie das Thema, aber bleiben Sie zunächst bei Themen, die nichts mit der ursprünglich gewünschten Rheumasalbe zu tun haben.
- Wenn der Kunde Ihnen folgt, kommen Sie schließlich auf das Thema Rheumasalbe zurück und fragen Sie gezielt, welche Sorte und welche Größe er gerne hätte, um das Gespräch abzuschließen.

Der Redselige sucht das Gespräch in der Apotheke nicht vorrangig für eine pharmazeutische Beratung, sondern zum sozialen Kontakt. Deshalb hilft es auch nicht, ihm das übliche Beratungsschema aufzupressen, um ihn zielgerichtet zu befragen. Darum geht es ihm nicht, er wird immer wieder das Thema wechseln und ausweichen. Erst wenn Sie sich, wenn auch nur kurz, auf ihn einlassen, ist sein Wunsch nach sozialem Austausch erfüllt. Jetzt können Sie noch einmal auf seinen Besuchsanlass zurückkommen. Oft stellt sich jedoch heraus, dass er gar nichts kaufen will.

Wenn Sie ihm jetzt sagen, dass im Moment viel zu tun ist, wird er sich eilig und zufrieden wieder verabschieden.

2.2.8 Der Wehleidige

„Ich brauche Kopfschmerztabletten", klagt ein Kunde und lässt seinen schmerzerfüllten Blick über die Sichtwahl streifen. „Es soll für Sie sein?", fragen Sie, obwohl Sie es ihm ansehen können. „Ja", stöhnt der Kunde, „seit Tagen habe ich solche Kopfschmerzen, dass ich gar nicht klar denken kann. Ich brauche gute Kopfschmerztabletten! Am besten die stärksten, die Sie dahaben." „Haben Sie denn schon etwas eingenommen?", fragen Sie zurück. „Nein, nein", erwidert der Kunden, „normalerweise nehme ich ja keine Medikamente." „Haben Sie solche Kopfschmerzen öfter?" „Ja, im Stress bekomme ich sofort Kopfweh. Ich habe ja so viel zu tun im Moment!"

Sie werden im Gespräch natürlich zunächst abklären, ob die Kopfschmerzen nicht doch eine ernste Ursache haben, aber nehmen wir an, es stellt sich heraus, dass dieser Kunde nur leichte Spannungskopfschmerzen hat. Im weiteren Gespräch „vergisst" er immer wieder, dass er starke Schmerzen hat, und verhält sich zwischendurch ganz normal. Plötzlich scheint es ihm wieder einzufallen und er beginnt wieder, die Rolle des Leidenden zu spielen. Nun könnten Sie sich ärgern und ihn nicht ernst nehmen. Damit wäre ihm aber nicht geholfen. Hören Sie ihm gut zu und zeigen Sie ihm mit Ihrer Mimik, wie gut Sie ihn verstehen können.

Eine Lösung für diesen wehleidigen Kunden könnte folgender Rat sein: „Kopfschmerzen können einen Menschen stark belasten. Wenn Sie es aushalten, können Sie versuchen, es ohne Arzneimittel in den Griff zu bekommen. Nehmen Sie sich in jeder Stunde ein paar Minuten Zeit, die Augen zu schließen, um zur Ruhe zu kommen. Das allein kann Wunder wirken. Wenn Sie die Schmerzen jedoch nicht aushalten können oder das Einhalten von Ruhezeiten nicht ausreicht, kann ich Ihnen diese Tabletten empfehlen. Es sind gut wirksame, lang erprobte Tablet-

PRAXISTIPP

Kommunikation mit einem wehleidigen Kunden

- Beginnen Sie damit abzuklären, ob es sich um eine Befindlichkeitsstörung oder um ein medizinisches Problem handelt.
- Bieten Sie ihm in jedem Fall eine Lösung an, so dass er spürt, dass Sie sein Problem ernst nehmen.
- Scheuen Sie sich nicht, den Patienten zum Arzt zu schicken, wenn er glaubt, dass Ihre bescheidenen Hausmittel nicht helfen werden.

ten, die Ihnen bestimmt helfen werden. Nehmen Sie davon bei Schmerzen am besten gleich zwei Tabletten mit einem großen Glas Wasser. Nach ca. einer halben Stunde setzt die Wirkung ein und Sie sind Ihre Schmerzen los."

Viele dieser wehleidigen Kunden neigen gleichzeitig zu Depressionen. Sie leiden an sich und der Welt. Sie spüren z. B. Schmerzen, Ihnen geht es sichtbar schlecht. Menschen in Helferberufen – und dazu gehören die Mitarbeiter einer Apotheke – neigen dazu, sich verantwortlich zu fühlen für den Gefühlszustand dieses Patienten. Sie spüren Mitleid und wollen helfen. Dabei versuchen Sie, einen depressiven Patienten aufzubauen, zu bestärken, ihm seine schlechten Gefühle auszureden und vieles andere mehr. All das hilft dem Patienten nicht, es zieht Sie nur mit herunter. Wir betreiben pharmazeutische Beratung, aber keine Psychotherapie!

Sie können Krankheiten aus dem Bereich der Selbstmedikation erkennen und mit Hausmitteln und Arzneimitteln behandeln, Sie kennen sich mit der ärztlichen Arzneimitteltherapie aus und können die Anwendung erklären. Alles, was darüber hinausgeht, ist Sache anderer Experten, z. B. von Ärzten, Psychotherapeuten oder Sozialarbeitern.

2.2.9 Der Schweiger

Ein Patient legt schweigend ein Rezept vor. Sie nehmen es, bedanken sich und sagen ihm, dass Sie jetzt zu den Schüben gingen, um die Arzneimittel zu holen.

Das erscheint dem Schweiger schon zuviel. Müssen Selbstverständlichkeiten denn ausgesprochen werden? Der Schweiger erscheint einsilbig und verschlossen. Er macht höchstens knappe Bemerkungen und jede Frage empfindet er als Lärmbelästigung.

PRAXISTIPP

Kommunikation mit einem schweigsamen Kunden

- Nehmen Sie sich Zeit für ihn.
- Wenden Sie sich ihm mit Ihrer ganzen Aufmerksamkeit zu, um über die Körpersprache Kontakt zu ihm zu bekommen und Vertrauen aufzubauen.
- Sprechen Sie langsam und ruhig.
- Beschränken Sie sich auf wesentliche Fragen. Erklären Sie kurz vorher, warum Sie das wissen möchten oder wissen müssen.
- Wenn nötig, versuchen Sie ihn durch offene Fragen zum Sprechen zu bringen.
- Konzentrieren Sie sich wieder ganz auf seine Antworten, unterbrechen Sie ihn nicht. Stellen Sie Ihre eigene Rede ein, wenn der Kunde zu reden beginnt.

2.3 Umgang mit Gefühlen

Jeder Kunde ist anders. Jeder hat seine eigenen Wünsche und Erwartungen, seine Lautstärke und Sprechgeschwindigkeit. Dabei wird Ihnen allerdings längst nicht jeder sogenannte schwierige Kunde Probleme bereiten.

2.3.1 Positive Gefühle erleichtern das Verständnis

Was haben Sie sich gedacht, als Sie die Liste der schwierigen Kunden gesehen haben? Redselige, unsichere, unentschiedene Kunden sind doch gar nicht schwierig.

Es macht Ihnen vielleicht sogar Spaß mit den Besserwissern zu diskutieren und Argumente auszutauschen. Dafür haben Sie große Probleme mit den Schweigern. Anders als Ihre Kollegin. Sie bekommt jedes Mal mit dem rechthaberischen Realschullehrer Dierkes Streit. Er erinnert sie an Ihren ehemaligen Mathelehrer, mit dem sie sich nie gut verstanden hat. Ihre Kollegin fühlt sich von ihm gegängelt und zurechtgewiesen.

Dabei möchte Herr Dierkes in jedem Gespräch doch nur zeigen, dass er informiert ist und sich nichts aufschwatzen lässt. Seine Besserwisserei ist für Sie eher ein Zeichen von Schwäche und Angst, anderen zu vertrauen. Er ist Ihnen sympathisch und Sie können ihn und seine Einstellung gut verstehen. Sie haben keine Probleme mit ihm. Sie sind gerne bereit, ihm Ihre Argumente auszubreiten, um ihm in jedem Gespräch klarzumachen, dass er Ihnen vertrauen kann.

Oft sind es also gar nicht die schwierigen Kunden, sondern schwierige Konstellationen zwischen Kunden und Mitarbeiter im Handverkauf.

Schwierigkeiten gibt es z. B. mit der Rollendefinition. Kunden wollen nicht als kranke Patienten angesehen werden oder umgekehrt; Apotheker wollen z. B. nicht bloß als Verkäufer agieren, sondern eine Beraterfunktion einnehmen oder sie lehnen ihre Rolle als Berater vielleicht ab und wollen nur Arzneimittel verkaufen (▸ Kap. 2.1 Kunde oder Patient).

Im Gespräch entwickeln sich häufig noch andere Rollenspiele. Berater, also z. B. Apotheker, übernehmen die Führung über den anderen und bestimmen was gut für ihn ist; Patienten ordnen sich eventuell unter, als hätten sie ihre Eigenverantwortung an der Eingangstür abgegeben. Umgekehrt treten Kunden auf, als müsste sich ihnen jedermann unterwerfen. Sinnvoll ist nur eine partnerschaftliche Beziehung: beide Gesprächspartner akzeptieren und respektieren ihr Gegenüber. Denn Patienten wollen ernst genommen und nicht wie kleine Kinder bevormundet werden; Apotheker wollen nicht zum Auslieferer degradiert werden, sondern als Arzneimittelfachmann akzeptiert werden. Nur dann fühlen sich beide wohl und sind bereit, sich auf ein Gespräch einzulassen.

In jedem Kundenkontakt erfolgt die gegenseitige Einschätzung innerhalb weniger Sekunden gleich zu Gesprächsbeginn. Wir beurteilen unser Gegenüber in dieser Gesprächsphase über unsere vorurteilsgeladene Wahrnehmung. Mit dem Kunden in der Armeejacke haben Sie als Pazifist bei jedem Gespräch Probleme, weil er Ihnen grundsätzlich unsympathisch ist. Herr Dierkes hat die gleiche Angewohnheit, sich die Brille auf der Nase zurecht zu rücken, wie der ehemalige Mathelehrer Ihrer Kollegin. Bei jedem Gespräch stellen sich ihr die Nackenhaare auf. Diese Vorurteile helfen uns, schnell zu reagieren; sie stehen uns jedoch auch im Weg, weil sie eine objektive Wahrnehmung behindern.

Aufgrund einer unklaren Beziehung kann es in jedem Satz zu Missverständnissen kommen (▸ Kap. 1.2.1 Das habe ich nicht so gemeint!) Häufig hilft es, wenn man sich klarmacht, welche Botschaften in der Nachricht stecken, die gesendet wurde. So lässt sich nachvollziehen, was unser Gegenüber verstanden hat, wenn er anders reagiert als erwartet. Sobald wir beginnen uns zu ärgern, können wir uns klarmachen, mit welchem Ohr wir den Angriff herausgehört haben und mit welchem Ohr wir dieselbe Nachricht vielleicht anders interpretieren könnten.

PRAXISTIPP

Grundlagen der Kommunikation

- Hören Sie aufmerksam zu und beobachten Sie den Kunden, welche Funktion er von Ihnen erwartet. Sie können die Rolle des Verkäufers und des Beraters spielen!
- Behandeln Sie den Kunden, wie Sie selbst als Kunde behandelt werden möchten, nämlich eigenverantwortlich und gleichberechtigt. Zeigen Sie selbstbewusst, dass Sie der Arzneimittelfachmann sind und lehnen Sie die Rolle des Handlangers ab.
- Seien Sie sich Ihrer möglichen Vorurteile bewusst und versuchen Sie, sich darüber hinwegzusetzen. Geben Sie dem Kunden eine Chance, Ihre Vorurteile zurechtzurücken. Versuchen Sie, Kunden so offen wie möglich zu begegnen.
- Überlegen Sie, mit welchem Ohr Sie etwas missverstanden haben und hören Sie mit allen Ohren hin!

Eine typische Situation, in der alle genannten Faktoren eine Rolle spielen, kann als Beispiel dienen. Eine ältere Frau fragt Sie nach dem Preis von Weihrauchpräparaten und ob diese Mittel denn ihr Geld wert seien. Sie möchte es bei rheumatischen Beschwerden einsetzen. Sie fühlen sich angesprochen in der Rolle des Beraters und erklären ihr, dass es für diesen Einsatz keine ausreichenden Belege gibt, dass es zwar nicht schadet, aber wahrscheinlich auch nicht viel nützt, dass sie es zwar einnehmen kann, aber nur, wenn sie alle ärztlich verordneten Arzneimittel beibehält. Daraufhin erwidert sie: „In meiner Fernsehzeitung habe ich aber von einem Professor gelesen, der etwas ganz anderes ausgesagt hat. Die Ergebnisse über die gute Wirksamkeit sind ganz neu. Da scheinen Sie ja wohl nicht auf dem Laufenden zu sein!"

Sie spüren, wie der Ärger in Ihnen hochsteigt. Die Kundin traut der Werbung eines unbekannten und unidentifizierbaren Professors aus den Medien mehr als Ihnen. Sie erwartet gar keine Beratung, sondern möchte eigentlich nur die Auslieferung eines möglichst günstigen Weihrauchpräparats.

Wie kommen Sie aus Ihrem Ärger nun am schnellsten heraus, um dieses Gespräch zu einem guten Abschluss zu bringen? Versetzen Sie sich in die Situation Ihrer Kundin und versuchen Sie, ihre Reaktion zu verstehen. Sie leidet an ihrem Rheuma, sie liest von den Versprechungen in der Werbung und sieht endlich eine Lösung für ihr Problem. Sie ist bereit, dieses Mittel auszuprobieren. Akzeptieren Sie so schnell wie möglich, dass Ihre Meinung im Vergleich zur medialen „Professorenmeinung" für diese Kundin nichts gilt. Also erwartet die Kundin nicht Ihre Beraterqualitäten, sondern den Verkäufer.

Sie brauchen nicht beleidigt zu sein, dass diese Frau Ihnen weniger glaubt als dem virtuellen „Professor". Verstehen Sie die Situation der Frau, die glaubt, dass der medienpräsente Professor eine höhere Autorität besitzt als ein durchschnittlicher Wald- und Wiesenapotheker.

Die Aussage der Kundin: „Da habe ich aber etwas ganz anderes gelesen!" bedeutet nicht vorrangig: „Sie haben ja keine Ahnung!", sondern „Jetzt bin ich völlig verunsichert!" Hören Sie mit dem Ohr, das die Selbstoffenbarung der Frau wahrnimmt und hören Sie auf den Appell der Frau: „Verunsichern Sie mich nicht!" (○ Abb. 2.2)

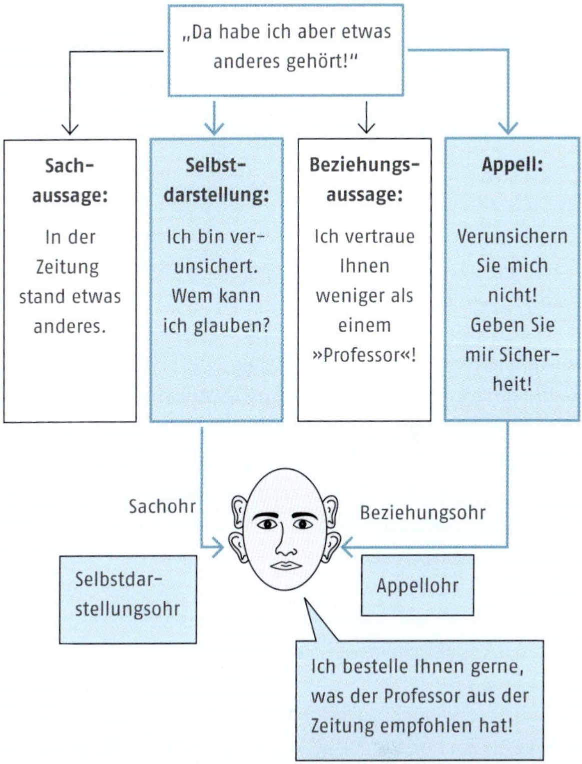

Abb. 2.2 Hören mit dem Selbstdarstellungs- und dem Appellohr

Plötzlich fällt es gar nicht mehr schwer, der Frau ein Weihrauchpräparat zu bestellen: „Bei der Empfehlung von Weihrauch zur Behandlung von Rheuma gibt es bis jetzt noch keine einheitliche Meinung. Es gibt im Moment bestimmt genauso viele Professoren, die auf Weihrauch schwören, wie es welche gibt, die glauben, es bringt nichts. Da sollten Sie auf die Professorenmeinung gar nicht so viel geben, sondern es einfach mal an sich selbst ausprobieren. Ich kann es Ihnen gerne bestellen."

2.3.2 Ärger vernebelt die Sinne

So unterschiedlich die Kunden und so unterschiedlich die Gesprächsabläufe sind, Probleme für ein effektives Beratungsgespräch gibt es immer dann, wenn starke Emotionen in einem Gesprächspartner aufwallen (▸ Kap. 1.2.2 Sich gut verstehen – Verständnis und Beziehung).

Das gilt für positive Gefühle, wie z. B. Verliebtsein, genauso wie für negative Gefühle, wie Ärger oder Wut. Die negativen Gefühle sind es allerdings, die uns in Apotheken häufiger begegnen und uns mächtig stören können.

Was ist eigentlich Ärger? Ärger gibt es in allen Kulturen und bei allen Menschen. Deshalb kann man davon ausgehen, dass dieses Gefühl zum Überleben der Menschheit notwendig gewesen ist. Psychologen erklären Ärger als Reaktion auf ein Hindernis oder einen Feind. Ärger oder in stärkerer Ausprägung Wut setzen Kraft frei, um dieses Hindernis zu überwinden, sich und seine Angehörigen zu schützen oder seine Ideen durchzusetzen.

Dabei verengt sich unsere Wahrnehmung auf das Hindernis. Wir entwickeln bei Ärger einen „Tunnelblick". Gleichzeitig werden wir blind und taub für den Rest unseres Umfelds. Dieser Zustand behindert die normale Kommunikation, ein rationales Gespräch findet nicht mehr statt.

Viele lassen sich von Ärger frustrieren und den Tag verderben. Das gilt für alle, die ihren Ärger nicht als Energiequelle nutzen. Sie können seelische und körperliche Auswirkungen spüren: sie leiden unter Muskelverspannungen, Kopfschmerzen, Schlafstörungen, Magen-Darm-Krankheiten oder Herzproblemen.

Das muss nicht sein. Ärger macht munter und setzt Energie frei. Nutzen Sie diese Energie, um innerlich einen Schritt zurück zu treten, die Situation auszuhalten, um Ihre Konzentration darauf zu lenken, was hier gerade passiert und wie Sie wieder Kontakt zu ihrem Gegenüber aufnehmen können.

Sie beliefern gerade das Privatrezept eines Ihnen bisher unbekannten Kunden. Er bekommt 50 Tabletten eines Betablockers von seinem Arzt verschrieben und 20 Multivitamintabletten. „Was soll das denn werden?", brüllt er gleich los, als er Sie mit seinen Arzneimitteln sieht. „Soll das ein Witz sein? Was Sie mir da andrehen wollen, ist nicht richtig!" Ihnen wird sofort ganz heiß, vor allem an den Ohren und Sie wissen, dass sich am Hals die verräterischen roten Flecken zeigen.

Versuchen Sie erst einmal Zeit zu gewinnen. Fragen Sie so neutral wie möglich zurück: „Was hatten Sie denn von diesem Rezept erwartet?" und lassen Sie den brüllenden Kunden erst einmal erzählen.

In dieser Zeit können Sie versuchen, Ihren Ärger in die richtigen Bahnen zu lenken.

Analysieren Sie den Ärger

Sie ärgern sich, weil der Kunde unfreundlich ist. Es gehört sich nicht, sich so unhöflich zu verhalten. Sie erwarten vom anderen den Respekt, den Sie ihm auch entgegen bringen. Vielleicht ist der Kunde immer so und es ist ein Charakterzug, den Sie so hinnehmen müssen. Vielleicht hat sich bei ihm aber auch nur viel angestaut, das seinen Wutausbruch begründet.

Sie ärgern sich, weil er Sie von oben herab behandelt, als seien Sie sein Handlanger und er der Herrscher, dem Sie jetzt alles recht machen müssen. Sie weigern sich, diese Rolle zu akzeptieren. Vielleicht erwartet er von Ihnen aber gar nicht, dass Sie ihm zu Diensten sind. Er macht einfach nur seinem Ärger Luft.

Sie ärgern sich, weil er Ihnen Fehler vorwirft, obwohl Sie nichts anderes machen, als sein Rezept korrekt zu beliefern. Sie fühlen sich zu Unrecht angegriffen. Vielleicht ist er sich dessen bewusst, dass Sie nichts für die Verordnung können. Er ärgert sich vielleicht über sich selbst, das Rezept nicht früher geprüft zu haben.

Versuchen Sie den Kunden zu verstehen

Versuchen Sie, sich in den Kunden hineinzuversetzen. Vielleicht hat er lange im Wartezimmer auf das Gespräch mit dem Arzt warten müssen. Vielleicht hat er bisher andere Arzneimittel oder andere Packungsgrößen verordnet bekommen. Sobald Sie sich eine Situation vorstellen, die sein Verhalten in einen logischen Zusammenhang stellt, können Sie den Kunden plötzlich „verstehen" und der Ärger lässt nach.

Tatsächlich stellt sich heraus, dass er erwartet hat, große Packungen zu erhalten, um in der nächsten Zeit erst einmal nicht mehr zum Arzt gehen zu müssen. Denn dazu hat er keine Zeit und Lust. Andererseits bekommt er seine Betablocker zum ersten Mal, so dass die 50er-Packung wahrscheinlich mit Bedacht verordnet ist, um den Blutdruck nach dem Aufbrauchen dieser Packung zu kontrollieren.

Versuchen Sie zu verstehen, dass er sich so wichtig nimmt, dass er meint, dass alle anderen Menschen nur dazu da sind, ihm zu Diensten zu sein. Er ist nämlich Manager eines großen Unternehmens. Er ist es gewohnt, dass ihm unliebsame Aufgaben von seiner Sekretärin abgenommen werden und er sich um nichts kümmern muss.

Wenn er sagt „Was haben Sie mir denn da herausgesucht?", verstehen Sie „Was sind Sie für ein Volltrottel!" und hören hier den Angriff auf Ihrem Beziehungsohr. Was er allerdings selbst dabei denkt ist „Wie ärgerlich, dass diese Arztbesuche so viel Zeit in Anspruch nehmen. Nicht mal die Arzneimittel bekomme ich so unproblematisch, wie ich mir das gedacht habe. Jetzt muss ich mich auch noch darum kümmern!" (o Abb. 2.3)

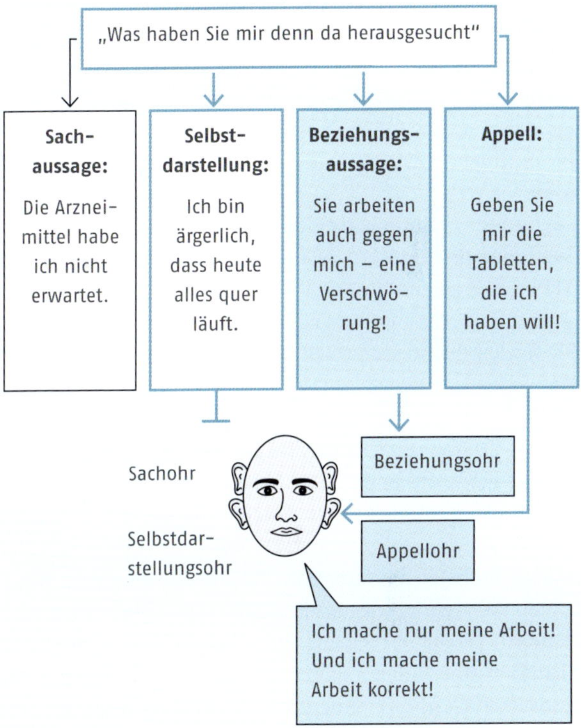

o **Abb. 2.3** Hören mit dem Beziehungs- und dem Appellohr

Nutzen Sie Ihren Ärger

Sie sind durch Ihren Ärger aktiviert und bereit zu Taten. Als erstes stellen Sie sich mit festem Schritt aufrecht vor Ihren Gesprächsgegner. Sehen Sie ihn mit festem sicheren Blick in die Augen. Machen Sie ihm und sich selbst mit Ihrer Körpersprache deutlich: Ich sehe, Sie sind verärgert. Ich bin vielleicht der Auslöser aber nicht der Grund für Ihren Ärger. Eventuell können Sie ihm das auch ins Gesicht sagen.

Nehmen Sie seinen Angriff nicht als persönlichen Angriff, sondern versuchen Sie andere Gefühle durchzulassen:

- Er tut Ihnen leid, dass er sich so hilflos dem Arzt ausgeliefert fühlt.
- Sie finden es peinlich, dass er sich so cholerisch aufführt.
- Sie finden ihn amüsant, wie er hier in der Apotheke das HB-Männchen spielt (Motto „Wer wird denn gleich in die Luft gehen?“).
- Sie finden ihn so lächerlich, wie einen wütenden Gorilla im Käfig.

Holen Sie dreimal Luft, bevor Sie antworten. In dieser Zeit haben Sie es geschafft, andere Sichtweisen der Situation durchzulassen und Ihre blinde Wut ist einem gedrosselten Ärger gewichen.

Klären Sie jetzt die Situation mit offenen Fragen: „Was haben Sie erwartet?“ „Was wollten Sie vom Arzt verordnet bekommen?“ Versuchen Sie auf der einen Seite die Erwartungen des Kunden zu erfüllen, bleiben Sie auf der anderen Seite Ihren Grundsätzen treu, z. B. eine größere Packung nur nach Rücksprache mit dem Arzt herauszugeben.

Hat sich der Ärger gelohnt?

Nicht immer funktioniert es, Ihre eigene Wut so weit zu zügeln, dass Sie optimal reagieren. Immer wieder gehen die Gefühle mit uns durch. Noch Stunden später ärgern Sie sich vielleicht darüber, dass Sie etwas Falsches gesagt oder etwas Ungeschicktes gemacht haben.

Fragen Sie sich im Nachhinein: Hat sich Ihr Ärger eigentlich gelohnt? War die Situation es wert, sich so darüber aufzuregen? Im Nachhinein können Sie vielleicht sogar über sich lachen, in diese Verhaltensfallen hineingetappt zu sein.

Um sich zu entlasten und Ihre negativen Gefühle abzubauen, spielen Sie die Situation unter Kollegen nach. Probieren Sie im Rollenspiel andere Verhaltensweisen aus, die Sie vielleicht beim nächsten Mal anwenden können. Im Spiel, unter Kollegen, können Sie Ihrem Kunden auch das sagen, was Sie sich in Wirklichkeit nicht getraut haben und was vielleicht auch aus Gründen der Höflichkeit nicht in Frage kommt. Sagen Sie es ihm! Gemeinsam können Sie über Ihre schlagfertigen Antworten lachen und Ihre Spannung abbauen.

Wenn derselbe Kunde das nächste Mal in Ihre Apotheke kommt, werden Sie nicht sofort wieder den Ärger in sich hochsteigen spüren, sondern Sie können ihn ganz entspannt anlächeln mit dem Gefühl, es ihm (wenn auch nur im Spiel) gegeben zu haben.

3 Beratung und Information

3.1 Fragen im Beratungsgespräch

Fragen sind ein vielseitiges Hilfsmittel zur Gesprächsführung und ein wichtiger Abschnitt im Aufbau eines Beratungsgesprächs (○ Abb. 3.1).

3.1.1 Was kann ich für Sie tun? – Vertrauen aufbauen

Ein unbekannter „Lauf"-Kunde bittet Sie: „Ich hätte gerne Hustenstillin Tabletten!" „Ja, gern", antworten Sie und ohne nachzudenken drehen Sie sich um und greifen eine Packung aus dem Sichtwahlregal. „Möchten Sie die Tabletten für sich selbst?" Ihr Kunde nickt. „Gegen welche Beschwerden möchten Sie sie einnehmen?", fragen Sie. „Na, gegen Husten", antwortet der Kunde. Sie sehen ihn aufmerksam an und nicken. „Ich habe ständig einen Hustenreiz. Wenn ich nach draußen in die Kälte gehe, kribbelt es mir im Hals. Wenn ich vom Kalten ins Warme komme ebenfalls. Und sobald ich etwas länger sprechen muss", hier räuspert sich der Kunde und, als wollte er es beweisen, fängt er an zu husten, so dass er nicht weiter sprechen kann. „Oh ja, das hört sich schlimm an!", antwor-

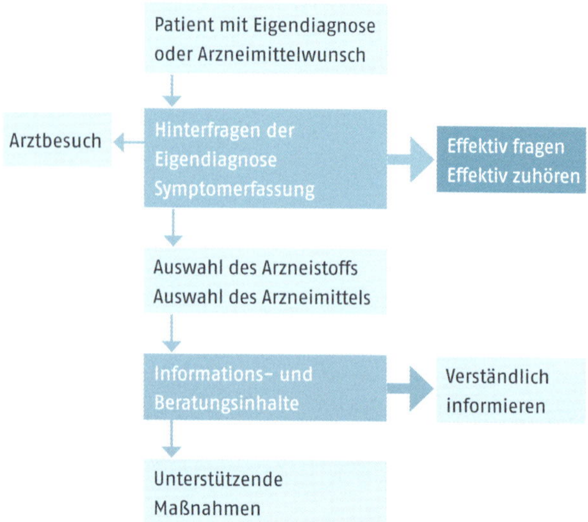

Abb. 3.1 Aufbau eines Beratungsgesprächs bei einem Wunsch in der Selbstmedikation

ten Sie nun mitfühlend und warten den Hustenanfall ab. „Wie lange haben Sie diesen Husten jetzt?" „Ach, noch nicht lange", überlegt der Kunde, „seit gestern oder vorgestern." „Haben Sie noch andere Beschwerden, zum Beispiel Halsschmerzen oder Fieber?", fragen Sie ihn. „Ja, Halsschmerzen habe ich schon, aber die stören mich nicht weiter." „Was haben Sie bisher schon dagegen unternommen?", fragen Sie weiter. „Ein paar Lutschbonbons hatte ich noch zu Hause, aber die haben nicht geholfen. Was, meinen Sie, kann ich am besten dagegen tun?"

Kunden mit festem Arzneimittelwunsch machen auf uns den Eindruck, als wüssten sie genau, was sie brauchten, und wollten keine weitere Beratung. Das stimmt nicht immer.

MERKE

Mehr als 60 % aller Kunden wünschen eine Beratung, auch wenn sie ein konkretes Arzneimittel wünschen.

Die Kunden benutzen diesen Arzneimittelnamen als einen Gesprächsaufhänger. Nutzen Sie die Chance, sich den Aufhänger zu angeln und ins Gespräch zu kommen!

Verstehen Sie den Namen des Arzneimittels nicht als Aufforderung zur schnellen Belieferung, sondern als Präsentation eines Symptoms, zu dem der Kunde oder Patient eine Lösung wünscht.

Kunden glauben oft, sie könnten nicht in einen Laden gehen, ohne zu wissen, was sie eigentlich wollen. Diese Erfahrung haben wir ja vielleicht alle schon einmal gemacht: ein Verkäufer in einem servicearmen Großunternehmen antwortet uns: „Ja, wenn Sie nicht wissen, was Sie wollen, kann ich Ihnen auch nicht helfen. Woher soll ich es wissen, wenn Sie schon keine Ahnung haben?“

„Ich hätte gerne Hustenstillin“, sagt der Kunde. Und wenn Sie abwarten können und weiter zuhören, fügt er einen nächsten Satz an: „Ist das eigentlich ein gutes Mittel? Mein Kollege hat es mir gerade im Vorbeigehen empfohlen...“

„Ich hätte gerne Ex-Grippal“, sagt ein anderer Kunde. „Das Mittel gegen Erkältung, ja gern“, antworten Sie und Sie fragen mitfühlend: „Hat es Sie erwischt?“ Der Kunde nickt und klagt sofort bereitwillig über seine Kopf- und Gliederschmerzen, seinen ständigen Hustenreiz, seine Halsschmerzen und Schluckbeschwerden...

Auf den Wunsch des Kunden hätten Sie die Packung des gewünschten Hustenstillers oder des Erkältungsmittels auf den HV-Tisch legen und den Preis nennen können. Sie haben es aber nicht getan. Sie haben es geschafft, mit Fragen und Zuhören ins Beratungsgespräch einzusteigen und sein Vertrauen zu gewinnen, so dass er Ihnen jetzt Ihre Empfehlung abnimmt.

PRAXISTIPP

Vertrauen aufbauen

- Sie wissen nicht, ob der Patient als Kunde oder als beratungsbedürftiger Patient zu Ihnen kommt. Prüfen Sie erst, ob er auch bereit ist für ein Gespräch.
- Empfangen Sie ihn mit einem freundlichen Blick und beobachten Sie, ob er Ihrem Blick begegnet und Kontakt aufnimmt.
- Fallen Sie nicht mit der Tür ins Haus. Für den Gesprächseinstieg ist eine geschlossene Frage gut geeignet: „Ist das Mittel für Sie?", „Kennen Sie dieses Mittel schon?", „Kommen Sie gut mit diesem Mittel zurecht?" Wenn er hier nur eilig und abweisend mit Ja oder Nein antwortet, wird es schwierig, aber vielleicht beginnt er hier von seinen Beschwerden zu erzählen und Sie sind schon mitten im Beratungsgespräch.
- Ein guter Kontakt ist hergestellt, wenn Sie beim Sprechen beide Blickkontakt halten und leicht nicken. Das ist das Zeichen maximaler Übereinstimmung und einer guten Beziehung.

3.1.2 Welche Beschwerden haben Sie genau? – Eigendiagnose klären

„Ich brauche etwas zum Einschlafen…", sagt die Kundin und stellt sich damit gleich als beratungswillig dar. Wir könnten jetzt sofort eine Lösung parat haben, aber wissen wir wirklich schon, was die Kundin für ein Problem hat? „Was könnte die Ursache für Ihre Schlafprobleme sein? Haben Sie da eine Ahnung?" „Ja, klar, das weiß ich ganz genau. Mein Mann schnarcht so furchtbar laut, dass ich daneben nicht einschlafen kann. Mit einem Schlafmittel klappt das meist besser. Ich habe auch schon einige Erfahrungen gemacht. Baldrian zum Beispiel hilft ganz gut."

Anstatt einzeln mögliche Ursachen für Schlafstörungen abzufragen, wie z. B. unangemessener Schlafwunsch, anregende Getränke, aufregende Spätfilme, unregelmäßige Schlafenszeiten, zu wenig Bewegung, geben wir unsere Frage an die Kundin zurück und wir sind erstaunt, dass Kunden meist genau über mögliche Ursachen ihrer Beschwerden Bescheid wissen. Jetzt, nachdem die Kundin uns von dem Schnarchproblem erzählt hat, können wir ihr Baldrian und Ohrstöpsel empfehlen: sie ist jetzt dazu bereit. Und anschließend werden wir ihr vielleicht getrennte Schlafzimmer empfehlen, aber das ist eine andere Geschichte.

MERKE

Hören Sie genau hin, welchen Bedarf und welche Bedürfnisse Ihr Kunde hat! Nutzen Sie die Vielfalt unserer Arzneimittel für eine individuelle Empfehlung. Arzneimittel sind nur ein Aspekt der Problemlösung!

Patientenbezogene Fragen zur Anamnese

1. Ist es für Sie? Für wen ist das Arzneimittel bestimmt?
2. Welche Beschwerden haben Sie genau? Wie lange schon? Welche Ursache?
3. Welche Arzneimittel nehmen Sie sonst noch ein?
4. Welche Behandlung haben Sie bisher durchgeführt? Mit welchem Erfolg, welcher Verträglichkeit?

Geschlossene Fragen

Ist das Arzneimittel für Sie? Ja – dann kann ich Sie jetzt beraten. Nein – dann müssen wir zur Beratung Umwege gehen. Geschlossene Fragen können nur mit einer kurzen Antwort, meist ja oder nein, beantwortet werden. Sie werden meist zu Unrecht als schlecht hingestellt, weil sie nicht sofort dazu führen, dass unser Gegenüber sich öffnet und lange Geschichten erzählt. Dabei haben sie den großen Vorteil, schnell zu einer Entscheidung zu führen. Haben Sie auch Fieber – Ja? Waren Sie schon beim Arzt – Nein? Dann müssen Sie jetzt dorthin!

„Hat es Sie erwischt?“ – aus der Antwort erfährt man, wer der Patient ist. Hintergründiges erfährt man aber aus der Art und Weise, wie der Kunde darauf antwortet, ob er beratungswillig ist oder wirklich nur kurz sein Arzneimittel ausgeliefert haben möchte.

Offene Fragen

Gegen welche Beschwerden wollen Sie das Mittel einnehmen? Was haben Sie für Beschwerden? Was haben Sie schon dagegen unternommen? Offene Fragen müssen mit einer längeren Antwort beantwortet werden. Sie fordern, dass beide Gesprächspartner sich dem Gespräch öffnen. Allerdings können auch solche W-Fragen ganz kurz, mit einem Wort beantwortet werden. Was haben Sie für Beschwerden? – Husten. Wie lange haben Sie schon die Beschwerden? – Seit 24 Stunden. Noch besser, noch offener, ist es, unserem Gegenüber ein Gesprächsangebot zu machen: Erzählen Sie mal, wie es Ihnen in den letzten Tagen mit Ihrem Husten gegangen ist. Können Sie mir etwas mehr über Ihre Beschwerden erzählen?

Alternativfragen

Möchten Sie lieber Tropfen oder Tabletten? Möchten Sie lieber zehn oder zwanzig Tabletten? Die Alternativfragen stellen unser Gegenüber vor die Wahl zwischen zwei Alternativen. Sie werden meist gegen Ende eines Gesprächs gestellt, um zu einer Entscheidung zu kommen.

Zuhören

Genauso wichtig wie die Wahl der richtigen Frage ist die Methode des richtigen Zuhörens. Sie wissen selbst, die Frage „Wie geht es dir?" oder die allgemeine Aufforderung „Erzähl doch mal etwas aus deinem Leben!" führt nur dann zum Gespräch, wenn der Fragende sich auch auf den Gefragten einlässt, sich Zeit nimmt und gut zuhört. Gut Zuhören ist alles andere als passives Abwarten auf den nächsten eigenen Gesprächseinsatz, sondern konzentrierte Aktivität: Sagen Sie nichts, während der andere spricht und eventuell auch nach seinem Redebeitrag, um abzuwarten, ob er nicht noch irgendetwas anfügt.

MERKE

Lassen Sie Ihrem Gegenüber Zeit, seine Gedanken auszusprechen. Kaum jemand nennt gleich im ersten Satz die ganze Information.

Halten Sie im Gespräch mit Ihrem Gegenüber aufmerksamen Blickkontakt. Beobachten Sie, wie er sich verhält, während er spricht: Wirkt er offen und ehrlich mit dem, was er sagt und wie er es sagt, oder merkt man ihm an, dass er sich nicht wohl fühlt in seiner Haut? Druckst er herum, weil er eigentlich etwas anderes sagen will, als er hören lässt? Konzentrieren Sie sich auf Ihr Gegenüber: Zuhören ist zuwenden und hinhören!

Nicken Sie immer wieder, während der andere spricht, um zu zeigen, dass Sie ihn verstehen und weiter zuhören wollen. Fügen Sie hin und wieder ein zustimmendes „Hmm" oder „Ja" ein.

Nach einem längeren Redebeitrag fragen Sie nach, ob Sie ihn richtig verstanden haben. Geben Sie Rückmeldung darüber, was er für einen Eindruck macht.

Fragen und Zuhören dienen im Gespräch

- dem Angebot einer professionellen Beratung,
- zur Darstellung Ihrer Beratungsleistung,
- zur Darstellung des Interesses an der Gesundheit Ihres Patienten,
- zum Vertrauensaufbau zwischen Ihnen und Ihrem Patienten,
- der Sammlung wichtiger Information zum Hinterfragen der Eigendiagnose, zur Arzneimittelauswahl und zur individuellen Beratung.

3.1.3 Was? So viel? Arzneimittelfehlgebrauch ansprechen

Eine Stammkundin. Frau Schmidt, holt wieder einmal zweimal zwanzig Schmerztabletten. „Sie kaufen sehr viel von diesen Schmerzmitteln! Ich glaube, das ist nicht gut für Sie!"

Eine solche Bemerkung ist zwar gut gemeint, aber sie führt nicht zum Ziel.

„Die sind nicht für mich! Die hole ich nur für meine Nachbarin!“ oder „Was geht Sie das an?“ sind die typischen Antworten einer typischen Frau Schmidt. Vielleicht kommt sie daraufhin erst einmal für mehrere Wochen nicht mehr in Ihre Apotheke und holt sich die Schmerztabletten woanders.

Warum erkennt Frau Schmidt nicht, dass Sie es gut mit ihr meinen und warum blockt sie hier eine Beratung sofort ab? Sie weiß oder ahnt zumindest, dass ihr Tablettenkonsum zu hoch ist. Sie hat allerdings Schmerzen und braucht eine Lösung dagegen. Mit diesen Schmerztabletten kommt sie meistens gut aus. Wenn Sie jetzt mit ihr reden wollen, dann sicherlich nur, um ihr von den Schmerzmittel abzuraten und ihr den Verkauf zu verweigern. Dann hat sie weiterhin Schmerzen, aber keine Lösung zur Hand. Also würgt sie ein Beratungsgespräch gleich im Ansatz ab.

Wenn Frau Schmidt das nächste Mal zweimal zwanzig Schmerztabletten holt, fragen Sie sie: „Sie kommen gut mit den Tabletten zurecht?“ Frau Schmidt wird Sie skeptisch ansehen und vorsichtig nicken. Sie haben einen ersten Kontakt, reden Sie weiter: „Das ist auch ein gut wirksames Schmerzmittel. Ich nehme diese Tabletten selbst.“ – „Ach, das wusste ich gar nicht,“ antwortet Frau Schmidt, „ich dachte immer, Sie halten nichts von diesen Tabletten.“

Jetzt haben Sie die Aufforderung erteilt bekommen zu beraten und haben die Gelegenheit, ein paar hilfreiche Informationen unterzubringen: „Doch, das ist ein sehr gutes Arzneimittel, das sogar in den Leitlinien zur Kopfschmerztherapie aufgeführt ist. Es wirkt schnell und ist gut verträglich, wenn es nicht an mehr als an zehn Tagen im Monat gebraucht wird. Aber das wissen Sie ja sicherlich schon selbst.“ Wickeln Sie den Verkauf ab und schicken Sie sie mit freundlichen Worten nach Hause.

Versuchen Sie auch beim nächsten Mal ins Gespräch zu kommen und dann erfahren Sie vielleicht beim übernächsten

Mal, wie häufig sie die Tabletten einnimmt, was ihr Problem ist und wie Sie ihr vielleicht anders helfen können.

Frau Schmidt holt wieder zweimal zwanzig Schmerztabletten. „Hier, bitte schön, Ihre Tabletten", sagen Sie, „die kennen Sie ja bereits. Kommen Sie eigentlich gut damit zurecht? Helfen die Ihnen ausreichend gegen Schmerzen?" Die Kundin stutzt und sieht Ihnen fragend in die Augen. „Wieso fragen Sie das? Ich weiß, dass ich ziemlich viele davon brauche. Diese Tabletten helfen mir nicht wirklich gegen meine Schmerzen, deshalb komme ich ja so oft."

Beratungssituationen, in denen wir Arzneimittelmissbrauch vermuten, sind immer schwierig. Sie glauben, dass diese Patientin wahrscheinlich schon häufig auf den hohen Tablettengebrauch angesprochen wurde und trotzdem so weiter macht wie bisher. Sie glauben, die Patientin weiß selbst Bescheid, dass sie zu viele von diesen Tabletten nimmt und dass sie jede Beratung ablehnen wird. Sie haben Sorge, wenn Sie die Frau jetzt noch einmal darauf ansprechen, wird sie nie wieder zu Ihnen in die Apotheke kommen. Aber das alles glauben Sie nur. Fragen Sie sie doch, aber lassen Sie ihr dabei die Möglichkeit, die Beratung abzulehnen. Klären Sie ab:

Wer ist der Patient? Mit der Frage „Kommen Sie gut damit zurecht" klären Sie gleichzeitig ab, ob das Arzneimittel für die Kundin selbst ist oder ob sie es nur für jemanden holt.

Was sind die Beschwerden, die die Patientin behandeln möchte? Wie lange bestehen sie bereits? Welche anderen Symptome zeigt sie noch? Was könnte die Ursache dafür sein? Sind die Beschwerden überhaupt in der Selbstmedikation zu behandeln oder ist die Patientin ein „Fall für den Arzt"? Passen die Beschwerden zur Indikation des Arzneimittels oder sollte ihr ein anderes Arzneimittel empfohlen werden?

Welche anderen Arzneimittel nimmt die Patientin ein? Welche anderen Erkrankungen liegen vor? Manchmal sind die Beschwerden, die in der Selbstmedikation behandelt werden sollen, Symptom einer anderen Grunderkrankung, manchmal Nebenwirkung eines regelmäßig eingenommenen Arzneimittels. Bevor sie ein geeignetes Arzneimittel für die Patientin aussuchen können, müssen Sie Kontraindikationen und mögliche Wechselwirkungen abklären.

Welche Behandlungsversuche hat die Patientin schon hinter sich? Hat sie das, was wir ihr empfehlen möchten, vielleicht schon ausprobiert? Und mit welchem Erfolg?

Mit diesen Informationen können Sie sie beraten und ihr entweder ein anderes Mittel aus der Selbstmedikation empfehlen oder sie zum Arzt verweisen, der ihr mit anderen Therapiemöglichkeiten weiter helfen kann.

„Zweimal zwanzig Kopfschmerz-Ex!", möchte die Kundin. Sie kennen sie vom Sehen, sie kommt wohl häufiger mit diesem Wunsch. „Ja gern", sagen Sie, „hier bitte schön, Ihre Kopfschmerztabletten. Wie helfen sie Ihnen eigentlich?" Die Kundin stutzt und sieht Ihnen fragend in die Augen. „Wieso fragen Sie das? Diese Tabletten helfen mir ganz gut gegen meine Schmerzen. Ich habe jeden Tag Kopfschmerzen und nehme deshalb auch jeden Tag mindestens einmal eine Tablette. Das ist doch O.K., oder?"

Gut, dass Sie gefragt haben, jetzt sind Sie schon im Beratungsgespräch. Dabei erscheint es oft so schwer, Kunden zu beraten, die seit langer Zeit ein Medikament kaufen oder verordnet bekommen. Diese Patienten kennen sich doch mit dem Arzneimittel besser aus als jeder andere. Denken Sie!

3.1.4 Wie kommen Sie mit Ihrer Therapie zurecht? – Einstieg in die Betreuung

Ein Stammkunde, Herr Meyer, kommt mit einem Rezept über ein Blutdruckmittel in die Apotheke. „Hier, bitte schön, Ihre Tabletten", sagen Sie, „die bekommen Sie ja regelmäßig. Kommen Sie gut damit zurecht?" Der Kunde lächelt sie an: „Ja klar, die nehme ich ja schon seit Jahren. Der Arzt ist sehr zufrieden. Er sagt, mein Blutdruck ist mit 140 zu 85 gut eingestellt." Sie freuen sich mit ihm: „Ein Glück, Sie wissen ja, dass ein zu hoher Blutdruck das Herz auf die Dauer ganz schön belastet." „Ja", antwortet der Kunde, „das weiß ich und da bin auch froh, dass der Blutdruck so gut ist. Vielleicht kann ich die Tabletten dann doch bald absetzen."

Auch dieser Patient hat offensichtlich Beratungsbedarf. Gut, dass Sie gefragt haben! Es lohnt sich immer, eine Beratung anzubieten. Klären Sie durch Fragen ab:

Wer ist der Patient? Wenn der Kunde nicht der Patient ist, läuft eine Beratung in dieser Art ins Leere.

Wie ist der Beratungsbedarf des Patienten? Bekommt er das Mittel zum ersten Mal, dann gibt es viele Einnahmehinweise, die er braucht, um seine Therapie richtig durchzuführen. Kennt er das Mittel bereits, dann hat er vielleicht weitergehende Fragen oder erste Probleme mit unerwünschten Arzneimittelwirkungen.

In diesem Fall hat Herr Meyer bislang sein Arzneimittel regelmäßig eingenommen. Aber Sie können schon heraushören, dass er einen Absetzversuch plant. Er braucht dringend Information darüber, dass Bluthochdruck nicht „heilt", sondern eine lebenslange Therapie erfordert.

Mögliche Einstiegsfragen sind:

- Kommen Sie gut damit zurecht?
- Hilft es Ihnen gut gegen Ihre Beschwerden?
- Ist Ihr Blutdruck in Ordnung?

Das sind mit Absicht alles geschlossene Fragen. Mögliche offene Fragen („Wie kommen Sie damit zurecht?") führen häufig dazu, dass sich der Kunde ausgefragt vorkommt und sich sofort verschließt. Der Kunde darf sich nicht unter Druck gesetzt fühlen, sondern muss die Möglichkeit bekommen kurz zu antworten. Er hat auf der anderen Seite aber auch die Möglichkeit, diese Frage aufzugreifen und darauf einzugehen.

Sie fragen

- um die Möglichkeit einer individuellen Beratung zu schaffen,
- um die Kundenwünsche und zum Teil seine Bedürfnisse zu erfahren,
- um dem Kunden seine Wünsche und seine Bedürfnisse bewusst zu machen,
- zum Abklären der Selbstdiagnose, der Eignung des gewünschten Arzneimittels,
- zum Abklären des Informationsbedarfs des Patienten,
- zum Abklären der Beratungsbereitschaft des Patienten,
- zum Aufdecken arzneimittelbezogener Probleme.

3.2 Dreimal täglich eine Tablette – verständlich informieren

Der Apotheker hat den Kunden zu informieren, soweit dies aus Gründen der Arzneimittelsicherheit erforderlich ist (○ Abb. 3.2). Informationen vermitteln, so dass der Inhalt auch „ankommt" ist anspruchsvoller, als man glaubt.

3.2.1 Individuelle Beratung

Patienten sind von vielen Informationsquellen umgeben. Berichte im Fernsehen und in den Zeitungen überfluten sie mit

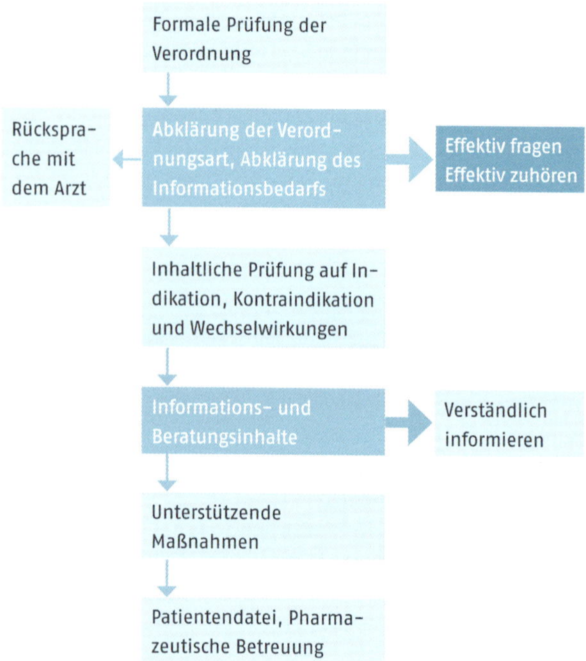

Abb. 3.2 Aufbau eines Beratungsgesprächs bei einer Rezeptbelieferung

Werbung, offen und unverblümt oder als wissenschaftlicher Bericht getarnt. Im Internet haben sie die Möglichkeit zu recherchieren (aber wer macht das schon professionell?). Im Gespräch mit Nachbarn, Freunden, Verwandten und Bekannten erfahren sie alles zum Thema Krankheit und Arzneimittel.

Patienten brauchen professionelle Information. Aber brauchen sie Information aus der Apotheke? Patienten bekommen schließlich eine mehrseitige Packungsbeilage mit ihrem Arzneimittel mit, darin steht eigentlich alles, was sie wissen müssen, vielleicht noch ein bisschen mehr.

Ihre Beratung in der Apotheke unterscheidet sich von dieser Informationsflut. In dieser Informationsflut droht der Patient zu ertrinken; Sie werfen quasi den rettenden Anker, denn Sie können professionell, individuell und gezielt beraten im geordneten Ablauf Ihres Gesprächs:

- Ermittlung des Kenntnisstands des Patienten, z. B. Vorwissen, Erfahrung mit diesem Arzneimittel,
- Ermittlung der Aufnahmefähigkeit des Patienten, z. B. Hör- oder Sehprobleme, Gedächtnisstörungen,
- Ermittlung möglicher (potenzieller) arzneimittelbezogener Probleme, z. B. Nebenwirkungen, Anwendungsschwierigkeiten, Ängste und Vorbehalte,
- gezielte Auswahl der Informationsinhalte,
- gezielte Information durch angepasste Informationsmethoden, z. B. angemessene Lautstärke, verständliche Wortwahl, Wiederholung, Anwendungspläne, Einüben.

Merke

Verständliche Beratung ist maßgeschneidert.

Gerade diese gezielte Information verständlich zu gestalten ist unsere Aufgabe. Das Grundproblem liegt darin, dass jeder Mensch glaubt, sein Zuhörer denke dasselbe wie er. Nun ist es aber so, dass jeder andere Bilder im Kopf hat, ja schon alleine auf unterschiedliche Art und Weise wahrnimmt und fühlt. Versuchen Sie sich klar zu machen, dass für die meisten Menschen der Umgang mit Arzneimitteln genauso schwierig ist wie die

Beurteilung von Bankgeschäften oder Versicherungspolicen, genauso undurchschaubar wie die Funktion ihres Autos oder Computers. Versuchen Sie sich in ihn hineinzuversetzen.

3.2.2 Machen Sie den Patienten neugierig!

Häufig wissen Kunden nicht, dass sie Beratungsbedarf haben, also dass es Informationen gibt, die wir haben und die sie gut gebrauchen könnten. Um sie in die richtige Stimmung zu bringen, die Informationen aufzunehmen, bieten sich wieder Fragen an, meist rhetorische Fragen. Gleichgültig, wie der Patient reagiert, beantworten wir unsere Frage selbst.

Eine Kundin kauft wie in jeder Woche zweimal zwanzig Kopfschmerztabletten. „Sie kommen gut damit zurecht?“, fragen Sie sie. „Ja“, antwortet die Kundin kurz. „Wissen Sie, wie die Tabletten eingenommen werden? Sie dürfen nicht häufiger als an zehn Tagen im Monat verwendet werden, damit sie nicht selbst Kopfschmerzen auslösen.“ „Ach, das wusste ich nicht! Wie oft im Monat, sagen Sie, darf man die anwenden?“

„Bitte schön, Ihr Antibiotikum. Der Arzt hat Ihnen sicherlich gesagt, wie die Tabletten einzunehmen sind, nicht wahr? Denn das ist bei Antibiotika enorm wichtig, damit sie gut und sicher wirken“. „Ja“, antwortet der Kunde vorsichtig. „Irgendetwas hat der Arzt wohl gesagt...“ „Bei diesem Mittel gibt er meist die Anweisung dreimal täglich eine Tablette einzunehmen, stimmt’s? Dann reicht die Packung für vier Tage.“ antworten Sie. „Ja,“ sagt der Kunde erleichtert, „das war es: dreimal eine Tablette für vier Tage – das hat er auch gesagt. Und gibt es sonst noch irgendetwas, was ich wissen müsste?“

Der Patient bekommt er sein Medikament und ist zufrieden. Er erwartet im Moment keine weitere Information. Um das Interesse des Kunden auf die Information zu wecken, muss er aktiviert werden, indem er gefragt wird:

- Wie häufig sollen Sie es einnehmen?
- Was hat der Arzt Ihnen gesagt?
- Wie lange sollen Sie das Mittel einnehmen?

Merke

Verständliche Beratung erfordert Aufmerksamkeit auf beiden Seiten.

Der Kunde kommt ins Nachdenken. Vielleicht fällt ihm wieder ein, was der Arzt gesagt hat, dann ist er dankbar, dass Sie es gemeinsam mit ihm wiederholt und in seinem Gedächtnis eingeprägt haben. Vielleicht kann er sich aber gar nicht mehr erinnern oder der Arzt hat tatsächlich nichts gesagt. Dann ist es umso wichtiger, ihm jetzt die notwendige Information mitzugeben. Denn erst wenn er zu Hause ist, wird ihm klar werden, dass er gar nicht so genau weiß, was er mit diesen Tabletten anfangen soll. „Und wie nehme ich die jetzt?", fragt er sich, nimmt die Packung in die Hand, entnimmt die Packungsbeilage, faltet sie auf – so lang wie ein DIN-A4-Blatt, eng beschrieben – und fängt an zu lesen. Seine Augen stolpern über Phenoxymethylpenicillin, bleiben an Vorsichtsmaßnahmen und Warnhinweisen hängen, die für ihn nicht wichtig sind, suchen – lange – nach der Dosierung und finden eine schwammige Von-bis-Angabe je nach Indikationen, die er nicht aussprechen kann und auch gar nicht kennt. Schließlich gibt er resigniert auf und entscheidet: So schlecht geht es mir ja gar nicht. Damit kann ich ja noch ein paar Tage warten. Wenn es schlechter wird, kann ich ja noch einmal den Arzt anrufen.

Um diese Unsicherheit und diese Non-Adhärenz zu vermeiden, ist wichtig, ihm die genaue Handlungsanweisung mitzugeben. Er hört aber nur zu, wenn er vorher auf die nun folgende wichtige Information aufmerksam gemacht wurde.

Eine zweite Methode den Kunden neugierig und hellhörig zu machen für die nachfolgende Information, ist beiläufig eine Information einzustreuen, die als Gesprächsaufhänger dient.

- Sie wissen sicherlich, dass man Nasensprays nicht länger als fünf Tage am Stück anwenden sollte.
- Der Arzt hat Ihnen bestimmt auch dazu gesagt, dass diese Tabletten mit einem großen Glas Wasser eingenommen werden, auf keinen Fall zusammen mit Milch.
- Sie haben bestimmt schon gehört, dass diese Tabletten müde und schlapp machen. Nehmen Sie sie auf jeden Fall nur zur Nacht ein, kurz vor dem Schlafengehen, damit Ihnen tagsüber im Haushalt oder im Straßenverkehr kein Unglück passiert.
- Vielleicht wissen Sie schon: Diese Blutdrucksenker können in den ersten Tagen müde machen. Wundern Sie sich nicht, und vor allem machen Sie sich keine Sorgen. Diese Müdigkeit ist ein Zeichen der Wirkung. Zum Glück gewöhnt sich der Körper schnell daran und innerhalb von zwei Wochen verschwindet die Müdigkeit wieder.

Entweder kennt er diese Information nicht und wird neugierig oder er hat schon davon gehört und kann nun mitreden. Wenn Sie die Information wie nebenbei erwähnen, gehen Sie davon aus, dass der Patient die Information schon kennt. Vermeiden Sie jeglichen ironischen oder überheblichen Unterton, auch wenn Sie damit rechnen, dass die Information für den Patienten neu ist.

Manchmal sind die Patienten mit ihren Gedanken einfach noch nicht bei der Sache, wenn sie in die Apotheke kommen.

Eine Mutter kommt mit einem Rezept für ihre Tochter in die Apotheke. Sie gibt es Ihnen, ohne sich Zeit für einen Blickkontakt zu nehmen, und kramt sofort in ihrer Tasche nach ihrem Portemonnaie. Als Sie mit drei Arzneimitteln wieder zurückkommen und sie auf den HV-Tisch legen, starrt die Frau auf die Arzneimittel, aber sagt kein Wort und erwidert Ihren Blickkontakt nicht.

„Diese Mittel hat der Kinderarzt Ihrer Tochter verschrieben", sagen Sie und warten auf eine Reaktion der Frau. Die Frau nimmt eine Packung vorsichtig in die Hand. Sie könnten ihr schon längst Anwendungshinweise zu den Arzneimitten geben. Allerdings sieht die Frau nicht so aus, als wäre sie schon bereit zuzuhören. Sie lächeln sie an und versuchen wieder Blickkontakt aufzubauen. Schließlich sieht sie hoch und fragt ganz entgeistert: „Drei Arzneimittel? Davon hat mir der Arzt gar nichts erzählt! Was ist denn das alles?" Jetzt haben Sie die Möglichkeit, mit Ihrer Beratung zu beginnen.

3.2.3 Konzentrieren Sie sich auf das Wesentliche!

Da kommen die Patienten mit drei Rezepten, auf denen jeweils drei Arzneimittel verordnet sind, wie viel Information kann ich dem Patienten im Gespräch geben, ohne ihn zu überfordern? Welche Inhalte kann ich vermitteln, so dass sie auch wirklich ankommen? Oder es kommt eine Frage zum Wirkungsmechanismus der Cortisonsprays bei Asthma, wie kann ich das in einfachen Worten erklären?

MERKE

Verständlich informieren, das bedeutet, Schwerpunkte zu setzen.

Zu jedem einzelnen Arzneimittel können mehrstündige Vorträge gehalten werden. Das ist nicht Sinn und Zweck einer Beratung. Wir müssen Informationen auswählen, also statt der Überschwemmung mit Wissen, wesentliche Inhalte kontrolliert kanalisieren.

Dafür müssen wir uns klarmachen, was wir mit der Information erreichen wollen. Je nach Einzelfall müssen die Inhalte mit unterschiedlichem Schwerpunkt ausgewählt werden.

Erstverordnung

Bei einer Erstverordnung geht es darum, dem Patienten Sicherheit zu vermitteln, um das Arzneimittel bestimmungsgemäß anzuwenden. Dazu gehören konkrete Angaben zur

- Dosierung, Anwendung, Zeitpunkt der Einnahme, Abstand zu den Mahlzeiten und der Einnahme anderer Arzneimittel,
- Dauer der Anwendung,
- evtl. Herstellung oder Vorbereitung vor der Anwendung und
- Aufbewahrung.

Da zu Beginn einer Behandlung Patienten häufig Bedenken gegenüber der Therapie und Angst vor Nebenwirkungen haben, die sie häufig davon abhalten, überhaupt mit der Therapie zu beginnen, brauchen sie gezielt Information zu

- Wirkung und Nutzen der Arzneitherapie,
- Folgen der unbehandelten Erkrankung,
- mögliche (häufige) Nebenwirkungen und Umgang damit.

Wiederholungsverordnung

Bekommt der Patient das Arzneimittel seit längerer Zeit, braucht er konkrete weitergehende Informationen oder Lösungen für arzneimittelbedingte Probleme, die in der Zwischenzeit im Verlauf der Therapie aufgetreten sind. Möglich sind, je nach Informationsbedarf des Patienten, z. B.

- Motivation zur regelmäßigen Einnahme,
- Gedächtnishilfen zur Einnahme,
- Anwendungshilfen bei Problemen mit der Sehschärfe oder der manuellen Geschicklichkeit,

- Umgang oder Behandlung von nicht-vermeidbaren Nebenwirkungen,
- Vermeidung konkreter Wechselwirkungen.

3.2.4 Ordnen Sie Ihre Gedanken!

Je mehr Informationen zu geben sind, desto wichtiger ist es, Ordnung hinein zu bringen. Bringen Sie sie in eine logische Reihenfolge:

- Nach Wichtigkeit: Das Wichtigste zuerst, denn zu Beginn ist die Aufmerksamkeit noch am höchsten, oder auch das Wichtigste zuletzt, wenn die anderen Sachen schnell abgehandelt werden können und wenig Aufmerksamkeit erfordern.
- Nach logischer Folge.

Geben Sie zu Beginn der Erklärung eine Vorschau: „Ich werde Ihnen zu den Arzneimitteln nacheinander etwas erzählen: 1. zum Antibiotikum, 2. zum Hustenlöser und 3. zum Nasenspray."

MERKE

Verständliche Beratung erfordert eine klare Struktur im Gesprächsverlauf.

Das gleiche Prinzip gilt erst recht bei einer längeren Beratung, z. B. zum Thema Blutzuckermessung: „Heute wollten wir uns über das Blutzuckermessen unterhalten. Zuerst werde ich Ihnen das Messgerät erklären, dann die Stechhilfe, um den Blutstropfen zu erhalten. Als nächstes werden Sie dann – eventuell mit meiner Hilfe – Ihren Blutzucker messen. Und als letztes erzähle ich Ihnen, wann und wie oft Sie möglichst Ihren Blutzucker zu Hause messen sollten."

3.2.5 Sprechen Sie verständlich!

Damit Ihre Erklärungen verständlich sind, benutzen Sie einfache Worte und kurze Sätze. Versuchen Sie selbst eine Übersetzung:

„Dieses Benzodiazepin-Derivat wird in diesem Präparat als Muskelrelaxans verwendet. Es entspricht in seinen pharmakologischen Eigenschaften den anderen Substanzen dieser Reihe. Das bedeutet, dass es neben der muskelrelaxierenden Wirkung bei den verwendeten Dosierungen im Prinzip auch die anderen Eigenschaften der Benzodiazepine besitzt."

Wenn diese Information an einen Patienten gerichtet ist, ist die erste Frage: Was will der Sender damit sagen? In dem kurzen Abschnitt steht etwas über den Einsatz des Arzneimittels (als Muskelrelaxans) und über die Wirkung und seine Nebenwirkungen.

Betrachten wir die Wortwahl des Sprechers, so sträuben sich uns gleich die Nackenhaare: lauter Fachwörter und Spezialausdrücke. Versuchen Sie die Wörter durch einfachere Begriffe zu ersetzen.

Fachausdruck	Allgemein verständlicher Begriff
Benzodiazepin-Derivate	z. B. Wirkstoff
Präparat	z. B. Arzneimittel, Medikament
Muskelrelaxans	z. B. krampflösendes Mittel
Pharmakologische Eigenschaften	z. B. Wirkungen auf den Körper
Substanz	z. B. Wirkstoff, Stoff

„Dieser Wirkstoff wird in diesem Arzneimittel als muskelentspannendes, krampflösendes Mittel verwendet. Es entspricht in seinen Wirkungen auf den menschlichen Körper den anderen Stoffen dieser Reihe. Das bedeutet, dass es neben der Wirkung auf die Muskulatur bei den verwendeten Dosierungen im Prinzip auch die anderen Eigenschaften dieser Wirkstoffgruppe besitzt."

Machen wir uns klar: auch „Stoffe" (Definition AMG) und „Reihe" (Derivate, Abkömmlinge der Stoffklasse der Benzodiazepine) sind Fachbegriffe, die im Alltag eine andere Bedeutung haben, wie hier in diesem Absatz.

„Bei den verwendeten Dosierungen" ist eine Andeutung, die die Kenntnis dieser Dosierung voraussetzt. Hier braucht der Patient konkrete Angaben. Das gleiche gilt für „es besitzt ... auch die anderen Eigenschaften dieser Wirkstoffgruppen". Hier sind unerwünschte, unnötige Nebenwirkungen gemeint, die sich bei der Anwendung nicht vermeiden lassen, vor allem die schlafanstoßende Wirkung: das Mittel macht müde!

Der Text wirkt zudem immer noch sehr gestelzt. Vereinfachen wir weiter:

Fachausdruck	Allgemein verständlicher Begriff
der Wirkstoff in diesem Arzneimittel	dieses Arzneimittel
wird verwendet als	wirkt als
es entspricht in seinen Wirkungen	es wirkt genau wie
besitzt Wirkung (und) Eigenschaften	wirkt (und) ist

Vereinfacht man die Sätze weiter, lässt für den Patienten unwichtige Informationen weg und erweitert man sie, damit der Patient der Nutzen des Arzneimittels erkennen kann, kommt man auf folgende Formulierung:

„Dieses Arzneimittel wirkt krampflösend und muskelentspannend bei spannungsbedingten Schmerzen. Es wirkt allerdings nicht nur auf die Muskulatur, sondern auch auf die Aufmerksamkeit, es macht müde. (Deshalb sollten Sie es möglichst nur abends bzw. zur Nacht einnehmen und zwar jeweils eine Tablette.)"

Übersetzen Sie die folgenden Sätze in eine allgemein verständliche Sprache:

Fachausdruck	Allgemein verständlicher Begriff
Zur Erreichung eines therapeutisch wirksamen Blutplasmaspiegels für Doxycyclin muss die Initialdosis doppelt so hoch sein wie die Erhaltungsdosis.	Für die beste Wirkung beginnen Sie heute mit zwei Tabletten und nehmen Sie ab morgen jeden Tag eine Tablette ein, am besten immer zur selben Zeit.
Durch die regelmäßige Applikation des α-Sympatholytika-haltigen Nasensprays kommt es zu einer Hyperreagibilität der Gefäße der Nasenschleimhaut.	Wenn Sie diese Nasentropfen regelmäßig anwenden, reagiert Ihre Nasenschleimhaut, indem sie anschwillt; die Nase verstopft.
Die pharmakologische Wirkung tritt innerhalb weniger Tage ein und führt durch Vasodilatation zu Blutdruckabfall mit den typischen Begleitsymptomen, wie Sedierung und eingeschränkter Vigilanz.	Der Blutdruck wird innerhalb weniger Tage sinken. Aufgrund dessen fühlen Sie sich müde und unkonzentriert.

Vorsicht ist geboten bei Fremdwörtern und Fachbegriffen:

Fremdwort	Allgemein verständlicher Begriff (Vorschläge)
Ist indiziert bei	Wird eingesetzt bei
Präparat	Arzneimittel
Hypertonie, Antihypertonikum	Bluthochdruck, Blutdruckmittel bzw. Blutdrucksenker
Antikoagulanzien, Thrombozytenaggregationshemmer	Mittel zur „Blutverdünnung“
Applizieren, Applikation	Anwenden, Anwendung
Ophthiolen	Augentropffläschchen
Drogen	Arzneipflanzen
Disponieren	Direkt beim Hersteller bestellen
Ware ist defekt	Ware ist zur Zeit nicht lieferbar

Einige Fremdwörter, wie z. B. Dosieraerosol, Globuli, lassen sich nicht vermeiden, weil es keine oder nur sehr umständliche deutsche Entsprechungen gibt. Hier hilft es, z. B. das Dosieraerosol auszupacken und zu zeigen: „Ich rede immer vom Dosieraerosol. Das ist dieses Gerät hier. Mit diesem Dosieraerosol können sie den Wirkstoff in feinster Verteilung (also als Aerosol) in genauer Dosierung in die Lunge einatmen, wo er dann gezielt wirken kann.“

MERKE

Verständliche Beratung nutzt Worte, die der andere gut verstehen kann.

Andere Fremdwörter (z. B. Antibiotikum, Cortison) wirken als Aufhänger für ein Gespräch, manchmal als „rotes Tuch“ für den Patienten. Der Patient hat aus der Laienpresse viele Negativschlagzeilen gelesen und hat deshalb fast immer Vorbehalte gegen das Arzneimittel. Hier hat es keinen Sinn, um den Begriff herumzureden, weil der Patient es vielleicht dann nicht merkt. Früher oder später erfährt er es doch (z. B. über die Packungsbeilage) und fühlt sich dann zurecht betrogen und unzureichend aufgeklärt. Deshalb muss der Begriff im Beratungsgespräch fallen – je früher desto besser.

„Hier bitte schön, Ihr Antibiotikum." „Was??? Ein Antibiotikum? Davon hat der Arzt mir gar nichts gesagt. Das ist doch Gift für den ganzen Körper. Das nehme ich sowieso nicht!" „Was haben Sie bisher für Erfahrungen mit Antibiotika gemacht?", können Sie dann zurückfragen, jetzt wo die Fronten geklärt sind und Sie wissen, dass der Patient über den Nutzen einer antibiotischen Therapie aufgeklärt werden muss.

„Der Arzt hat Ihnen ein Cortisonspray verordnet." „Ja, ich weiß. Cortison – muss das denn wohl sein? Das nehme ich aber gar nicht gerne. Was meinen Sie, kann ich das nicht nur für den Notfall aufbewahren?"

3.2.6 In der Kürze liegt die Würze!

Achten Sie bei allen Formulierungen zur Anwendung auf Eindeutigkeit und Prägnanz. Prägnanz, das bedeutet Kürze, Genauigkeit und Treffsicherheit des Ausdrucks. Manche (zu) kurze Formulierungen führen zu Missverständnissen.

Drei Tabletten pro Tag – das kann bedeuten:

- alle drei Tabletten auf einmal einnehmen,
- morgens zwei und abends eine,
- morgens, mittags und abends zu den Mahlzeiten,
- alle acht Stunden eine Tablette einnehmen.

Beispiele für konkrete, eindeutige Informationen

Dosierung	Dreimal täglich eine Tablette, alle acht Stunden, also z. B. um 7 Uhr morgens, 3 Uhr nachmittags und 11 Uhr abends. Morgens nach dem Aufstehen auf nüchternen Magen. Eine halbe Stunde vor dem Frühstück. Zwei Stunden nach einer Mahlzeit. Eine Stunde vor dem Schlafengehen.
Anwendung	Mit einem großen Glas Wasser, ca. 200 ml, am besten ohne Absetzen hinterhertrinken. Zuerst gut zerkauen, dann schlucken, nichts hinterhertrinken. In einem großen Glas Wasser auflösen und zügig am besten in wenigen Schlucken austrinken. 20 Tropfen auf einem Stück Zucker oder einem Teelöffel Zucker einnehmen. 50 Tropfen in warmen Tee tropfen und langsam austrinken, solange er noch warm ist.

3.2.7 Sprechen Sie laut, deutlich und wirkungsvoll!

Je weniger Informationen genannt werden, desto eher kann sich unser Gegenüber alles merken. Der durchschnittliche Zuhörer kann problemlos drei bis fünf Informationen behalten. Dabei fällt es umso leichter, sich Sachen zu merken, wenn sie logisch miteinander verknüpft werden können. Es ist wichtig, sich auf das Wesentliche zu beschränken: Welche Information braucht Ihr Patient heute? Was Sie übermitteln wollen, wissen Sie jetzt, fragt sich noch, wie Sie es am besten übermitteln.

PRAXISTIPP

So sprechen Sie verständlich!

- Sprechen Sie angemessen laut und deutlich!
- Behalten Sie beim Sprechen Blickkontakt, um die Reaktion des Zuhörers abzuschätzen.
- Machen Sie ein interessiertes, freundliches Gesicht und achten Sie auf Ihre (zugewandte, aufmerksame) Haltung.
- Durch seine Mimik oder Zwischenfragen, z. B. Verständnisfragen, erfahren Sie, dass der Zuhörer Probleme hat, die ihn am Verständnis hindern. Gehen Sie auf mögliche Probleme des Zuhörers ein, um sie aus dem Weg zu räumen.
- Stellen Sie Zwischenfragen, um sein Verständnis zu prüfen. Lassen Sie sich Rückmeldung darüber geben, was an Information beim Zuhörer angekommen ist, indem Sie z. B. um Umschreibung oder um Wiederholung bitten.
- Reagieren Sie auf seine (Sprech-)Geschwindigkeit: spricht er langsam, antworten Sie langsam, um ihn nicht nervös zu machen. Spricht er schnell und hektisch, sprechen Sie langsamer als er, um die Gesprächsatmosphäre zu beruhigen.
- Falls er Sie akustisch nicht versteht, suchen Sie sich einen ruhigeren Platz, sprechen Sie deutlicher und langsamer und schreiben ihm die wichtigsten Informationen (groß) auf.
- Je häufiger etwas wiederholt wird, desto besser prägt es sich ins Gedächtnis ein. Deshalb ist es sinnvoll und notwendig, die wichtigen Informationen im Gespräch mehrmals zu nennen und immer wieder herauszustellen.

„Sie bekommen drei Arzneimittel. Das Wichtigste ist das Antibiotikum. Deshalb fange ich damit an. Nehmen Sie es dreimal täglich, etwa alle acht Stunden, mit einem großen Glas Wasser ein. Dann haben Sie die Packung in vier Tagen aufgebraucht. Sie werden sich sicherlich übermorgen schon besser fühlen, aber setzen Sie die Tabletten dann nicht ab, sondern nehmen Sie sie bis zum Ende durch. Also vier Tage lang dreimal täglich eine Tablette. Als zweites ... Als drittes ... Aber denken Sie daran, das Wichtigste ist das Antibiotikum: dreimal täglich eine Tablette – dann geht es Ihnen bald besser."

PRAXISTIPP

Beratung veranschaulichen

- Zusätzlich kann die Information noch schriftlich festgehalten werden, um sie dem Patienten „vor Augen zu führen". Wichtige Dosierungen können auf die Arzneimittelpackung geschrieben werden: 3 x 1 Tab. für 4 Tage!
- Die Packungsbeilage enthält alle wesentlichen Informationen, darüber hinaus aber auch viele unwesentliche. Wir können in der Packungsbeilage mit Textmarker die wichtigen Passagen markieren, um dem Patienten eine Gedächtnishilfe zu geben.
- Zur Anwendung schwieriger Arzneiformen finden sich meist Abbildungen in der Packungsbeilage. Ein Bild sagt mehr als tausend Worte – nutzen Sie Bilder, wo immer es geht.
- Das bezieht sich auch im übertragenden Sinn auf die Ausdrucksweise: je bildreicher wir sprechen, desto eher kann die Information behalten werden. Umgekehrt: je abstrakter und wenig greifbar die Information ist, desto wahrscheinlicher wird sie nicht verstanden und nicht behalten. Benutzen Sie in Ihren Erklärungen Beispiele und Metaphern, um anschaulich zu sein und um neue Informationen mit bereits bekannten zu verknüpfen.

- Am ehesten werden Informationen behalten, wenn sie „am eigenen Leib" erfahren werden konnten. Das gilt in der Apotheke, dass Patienten die Anwendung schwieriger Arzneiformen oder Messgeräte üben sollen. Hier hilft alle theoretische Erklärung oder Aufzeigen bunter Bilder nicht soviel, wie das eigenhändige Ausführen.
- Erkundigen Sie sich nach offen geblieben Fragen oder Wünschen.

Informationen werden am besten behalten, wenn sie
- kurz und prägnant sind: In der Kürze liegt die Würze!
- häufig wiederholt werden: einpauken, einhämmern!
- auf mehreren Sinnesebenen dargestellt werden: Ich glaube nur, was ich (geschrieben) sehe!
- bildreich dargestellt werden: Das kann ich mir vorstellen!
- selbst erfahren werden können: Das habe ich selbst erlebt!

3.3 Nutzenorientiert argumentieren

Jetzt muss der Patient noch von der Information zur Anwendung oder Umsetzung gelangen. Warum sollte er sich an schwierige Einnahmehinweise halten und dann auch noch über längere Zeit erinnern wollen?

MERKE

Gesagt ist nicht gehört.
Gehört ist nicht verstanden.
Verstanden ist nicht einverstanden.
Einverstanden ist nicht angewendet.
Angewendet ist nicht beibehalten.

Zitat: Konrad Lorenz.

3.3.1 Welchen Nutzen hat der Patient?

Was hat der Patient davon, dass das für ihn verordnete Blutdruckmittel ganz neu auf dem Markt zum ersten Mal lieferbar ist und in einer genialen neuen Formulierung den Wirkstoff nach hoch interessanter und optimaler Kinetik freisetzt? Er fragt sich stattdessen, warum er überhaupt eine Blutdruckbehandlung durchführen soll, obwohl er bislang gar keine Beschwerden hatte! Unterscheiden Sie zwischen den Eigenschaften eines Produkts und seinem Nutzen. Machen Sie sich und dem Kunden klar, welchen Nutzen ihm sein Medikament bietet.

Welchen Nutzen erwartet der Patient:

- Gesundheit, Heilung, Beschwerdefreiheit: Wenn er mit konkreten Beschwerden kommt, möchte er, dass sein Arzneimittel ihn von diesen Beschwerden befreit.
- Sicherheit: Er möchte sich mit dem Arzneimittel auf keinen Fall schaden, er möchte das richtige, bestwirksame Mittel bekommen, er erwartet Arzneimittelsicherheit.

In der Selbstmedikation ist es relativ leicht zu erfahren, was der Kunde erwartet, z. B. ein Mittel gegen seinen hartnäckigen Husten. Nun liegt es an Ihnen ihm ein Mittel anzubieten und mit den ersten Worten den Nutzen herauszustellen: „Mit diesen Tropfen können Sie Ihren hartnäckigen Husten sehr wirkungsvoll lösen und ihn bald wieder los werden, wenn Sie sie regelmäßig einnehmen und zwar folgendermaßen:…“

Das gleiche gilt, wenn der Patient ein konkretes Arzneimittel wünscht. Bestätigen Sie ihn in dieser Entscheidung, bestätigen Sie den Nutzen des Mittels: „Ja, das ist ein Mittel, mit dem wir alle schon sehr gute Erfahrungen gemacht haben. Sie wissen, dass Sie es regelmäßig einnehmen müssen, wenn Sie möchten, dass es voll wirkt? …“

Schwieriger ist es bei Arzneimitteln auf Rezept. Hier hat es sich bewährt, die Indikation des Arzneimittels bei der Abgabe zu nennen und zu beobachten, wie der Patient darauf reagiert. Sobald er skeptisch antwortet, können Sie nachhaken und fragen, gegen welche Beschwerden er das Mittel verordnet bekommt, um eventuell herauszubekommen, ob er sich unsicher ist über die Notwendigkeit der Einnahme. Typische Fälle sind hier Arzneimittel mit Cortison, Antibiotika, aber auch Blutdruckmittel.

„Der Arzt hat Ihnen hier Cortison verordnet“, sagen Sie und beobachten dabei den Patienten. „Ja, ich weiß“, druckst der Patient herum, „das muss wohl sein...“ „Sie hören sich an, als würden Sie sich über die Anwendung von Cortison Sorgen machen? Gegen welche Beschwerden hat Ihnen der Arzt die Tabletten denn verordnet?“ Der Patient wird Ihnen gerne von seinen Sorgen berichten und Sie können ihn beruhigen, dass die Anwendung für ihn absolut notwendig ist, dass er durch Zurückdrängen der Entzündung im Körper viele Vorteile, viel Nutzen erfahren wird und seine Sorgen um Nebenwirkungen unberechtigt sind, wenn er sich an die Einnahmeempfehlungen hält.

„So, hier bitte schön, ein Antibiotikum vom Hals-Nasen-Ohren-Arzt!“ Die Patientin hält die Packung an der ausgestreckten Hand von sich, als sei sie giftig und betrachtet sie skeptisch. Wenn Sie jetzt auf ihre Vorbehalte gegenüber Antibiotika eingehen, können Sie ihr anschließend den Nutzen deutlich machen, dass ein Antibiotikum der eigenen Abwehr hilft, die schwerwiegenden Folgen einer Bronchitis oder Sinusitis zu vermeiden.

„Bitte schön, Ihre Wassertabletten.“ „Wassertabletten?“, fragt die Patientin zurück. „Ob die wohl richtig sind? Der Arzt hat mir gesagt, er wollte mir etwas für den Blutdruck aufschreiben!“ Gut, dass Sie es angesprochen haben, sonst wäre die Patientin zu Hause beim Lesen der Packungsbeilage darüber gestolpert. Ihr kann jetzt klar gemacht werden, dass Tabletten, die vermehrt

Wasser aus dem Körper schleusen auch den Druck auf die Blutgefäße senken können und häufig als einziges blutdrucksenkendes Mittel mit Erfolg eingesetzt werden.

Wenn der Patient den Nutzen nicht erkennt, nimmt er sein Arzneimittel gar nicht ein oder setzt es frühzeitig wieder ab (Abb. 3.3).

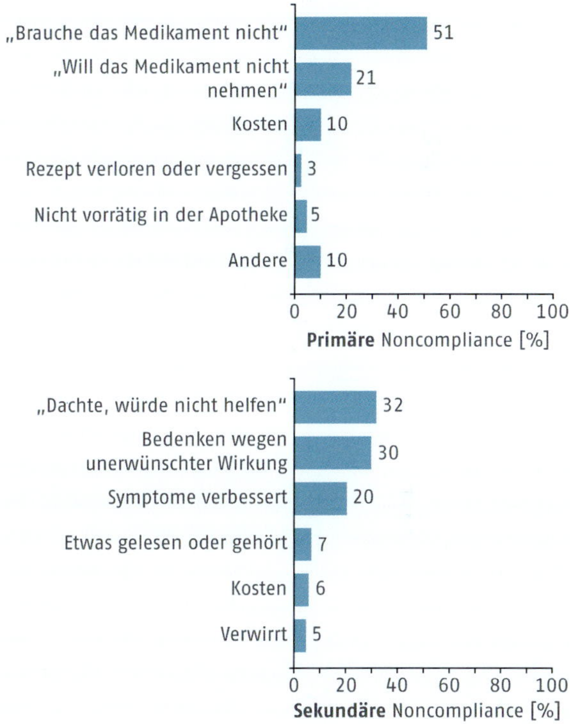

Abb. 3.3 Ursachen für primäre und sekundäre Noncompliance

Erst wenn der Nutzen dem Patienten klar ist, kann mit der Information begonnen werden, wann und wie etwas einzunehmen bzw. anzuwenden ist. Versuchen Sie auch hier bei jeder einzelnen Information zu erklären, warum sie ihm empfehlen, etwas so und nicht anders einzunehmen. Niemand befolgt gern Anweisungen, in denen er keinen Sinn sieht. Zeigen Sie ihm auf, warum er eine Information umsetzen soll.

Information	Nutzen für den Patienten
Nehmen Sie diese Penicillintabletten alle acht Stunden ein.	Denn nur dann ist immer eine gleiche, ausreichende Menge des Antibiotikums im Körper, um gegen die Infektion zu wirken.
Brauchen Sie diese Packung bis zum Ende auf.	Damit die Infektion ganz ausheilt und es beim Absetzen nicht dazu kommt, dass verbliebene Keime einen neuen Krankheitsschub auslösen.
Nehmen Sie Ihre Blutdrucktabletten regelmäßig ein.	Denn ein zu hoher Blutdruck drückt auf Dauer auf die Gefäße, Venen und Arterien, und kann zu Störungen der Herzarbeit oder der Nierenarbeit führen.
Nehmen Sie diese MCP-Tabletten am besten eine halbe Stunde vor den Mahlzeiten ein.	Damit das Arzneimittel schon wirkt, wenn die erste Nahrung im Magen ankommt.
Kauen Sie die Magaldrat-Tabletten vor dem Schlucken gut.	Denn fein verteilt wirkt das Mittel besser.

Zu den Informationen, die er bekommen sollte, gehören auch die Nebenwirkungen. Nebenwirkungen sind ein „rotes Tuch" für den Patienten. Sobald er etwas davon hört, geht er davon aus, dass alle Patienten, die ein Mittel einnehmen, diese Nebenwirkungen auch spüren werden. Deshalb ist die Aufzählung möglicher unerwünschter Arzneimittelwirkungen in der Packungsbeilage der reine Horror für ihn. Wie kann er freiwillig ein Arzneimittel einnehmen, bei dem er vielleicht einen Nutzen, aber auch siebzehn Nebenwirkungen erfährt?

Häufigkeit von Nebenwirkungen		Anteil der Patienten, die von Nebenwirkungen verschont bleiben
Sehr häufig	> 10 %	90 %
Häufig	1–10 %	90–99 %
Gelegentlich	< 1 %	> 99 %
Selten	< 0,1 %	> 99,9 %
Sehr selten	< 0,01 %	Fast alle

Nennen Sie auf jeden Fall häufige und gefährliche Nebenwirkungen,

- damit er nicht in der Packungsbeilage darüber stolpert und sich betrogen fühlt, dass Sie ihm nichts davon gesagt haben.
- damit er die Schwere der Nebenwirkungen abschätzen kann.
- damit er darauf vorbereitet ist und sich keine unnötigen Sorgen macht.

Sprechen Sie sie positiv an und zeigen Sie eine Perspektive auf, wie er damit umgehen kann. Beispiele für positive Formulierungen von Nebenwirkungen sind:

„Zu Beginn Ihrer Blutdruckbehandlung fühlen Sie sich wahrscheinlich oft müde. Diese Müdigkeit ist ein Zeichen der

Wirkung, nämlich der Blutdruckabsenkung. Der Körper lernt innerhalb weniger Tage mit dem niedrigeren Blutdruck umzugehen und die Müdigkeit verschwindet."

„Sie denken beim Stichwort Cortison sicherlich an alle möglichen Nebenwirkungen, von denen Sie in der Zeitung immer wieder lesen können. Alle von der Cortisoneinnahme bekannten Nebenwirkungen spielen hier bei der Anwendung durch Inhalation keine Rolle. Das einzige, was selten auftritt, sind Infektionen der Mundschleimhaut. Sie können behandelt werden und sind durch gute Inhalationstechnik vermeidbar."

„Von der Chemotherapie haben Sie sicherlich schon einiges gehört. Sie werden dabei sehr starke Medikamente bekommen, die in der Lage sind, wuchernde Zellen zu töten. Krebszellen vermehren sich besonders schnell, deshalb können diese Zellen gut behandelt werden. Allerdings gibt es im menschlichen Körper noch andere Gewebe, die sich schnell vermehren, z. B. Haarzellen. Da das Medikament nicht zwischen einzelnen Zellen unterscheiden kann, werden Sie deshalb vorübergehend Ihre Haare verlieren. Die Haarzellen erholen sich zum Glück schnell wieder, anders als die Krebszellen, die durch die Behandlung so stark geschädigt werden, dass Ihr Körper sie vernichten kann."

Machen Sie sich selbst und dem Patienten klar:

MERKE

In Deutschland ist kein Arzneimittel zugelassen, bei dem der Nutzen nicht deutlich größer ist als die Risiken!

Üben Sie selbst bei folgenden häufigen Nebenwirkungen:

- Beeinflussung des Reaktionsvermögens bei Sedativa, Antidepressiva, Codein,
- Kopfschmerzen und Flush bei Nitraten und Calciumkanal-Blockern,

- Mundtrockenheit bei Neuroleptika und Antidepressiva,
- Verstopfung bei Eisen, Codein, Opioidanalgetika,
- Verfärbung des Stuhls bei Eisen, Sulfasalazin, Kohle,
- Durchfall bei Magnesium,
- unpassender Harndrang bei Diuretika.

3.3.2 Überzeugen statt überreden

Jetzt haben Sie Ihren Bluthochdruck-Patienten ausreichend über seine Erstverordnung eines Betablockers informiert und ihm dabei auch seinen Nutzen verdeutlicht. Trotzdem ist er vielleicht noch nicht ganz von der Notwendigkeit der Therapie überzeugt. „Sie haben immer noch Bedenken, dass Sie sich mit diesem Mittel eher schaden als dass es Ihnen nutzt, stimmt`s?", fragen Sie. „Ja", antwortet der Patient. „Aber ich muss es ja wohl nehmen, wenn der Arzt es mir verordnet hat." „Nein", antworten Sie, „„Sie müssen nicht. Die Entscheidung liegt ganz bei Ihnen. Sie können die Tabletten einfach hier liegen lassen und es sich noch einmal überlegen. Vielleicht möchten Sie noch einmal mit Ihrem Arzt sprechen? Hier bitte schön, nehmen Sie Ihr Rezept wieder mit, aber heben Sie es gut auf, falls Sie sich doch noch dafür entscheiden." „Ja, wenn das so ist", sagt der Patient und nimmt sein Rezept wieder in die Hand. „Ach", sagt er dann schnell, „jetzt haben Sie es mir schon klar gemacht, dass es notwendig ist, den Blutdruck zu senken, ob ich nun etwas davon spüre oder nicht." Er gibt Ihnen das Rezept wieder in die Hand zurück. „Ich nehme es mit. Ich kann es ja einfach ausprobieren. Vielleicht komme ich mit der Einnahme ja klar." „Gut, wenn Sie sich für die Behandlung entscheiden. Nehmen Sie die Tabletten wie besprochen regelmäßig ein und warten Sie dann die Kontrolluntersuchung in zwei Wochen bei Ihrem Arzt ab. Bestimmt sind Sie sich dann in Ihrer Entscheidung sicher."

Es hat geklappt – und es klappt fast immer. Setzen Sie den Patienten nicht unter Druck, sondern lassen Sie ihm eine echte Entscheidungsmöglichkeit, dann wird er sich für die vernünftige Lösung entscheiden. Wenn er hier bei seinem „Nein" zur Therapie geblieben wäre, hätte es ihm nicht geholfen wenn Sie ihm die Tabletten aufgedrängt hätten. Er hätte sie zu Hause doch nicht verwendet.

Machen Sie sich klar, was Sie vom Patienten wollen, also: Was ist Ihr Appell an den Kunden? Häufig lautet er so ähnlich: „Nehmen Sie dieses Mittel mit – auf jeden Fall!" „Warum soll ich das tun?", fragt sich der Kunde. „Was hat der Apotheker davon, dass ich es mitnehme?"

Appellieren Sie so, dass die Botschaft herüberkommt:

- Ich möchte nur das Beste für Sie!
- Ich meine es gut mit Ihnen!
- Mir ist es völlig egal, ob Sie das Arzneimittel bei mir kaufen oder nicht. Hauptsache, Ihnen geht es gut!
- Entscheiden Sie selbst!

Warum sollte der Kunde Ihrem Appell folgen? Für Entscheidungen werden jeweils Motive, also Beweggründe, zugrunde gelegt. Das sind in Anlehnung an die Grundbedürfnisse des Menschen neben Schmerzfreiheit und Wohlbefinden Motive wie Selbstachtung, Unabhängigkeit, Vertrauen und Zuneigung, Sicherheit und Geborgenheit und soziale Anerkennung.

Der Kunde wird Ihrem Appell wahrscheinlich folgen,

- weil er seine Beschwerden beseitigen möchte (Selbstachtung, Unabhängigkeit),
- weil er Folgeschäden vorbeugen möchte (Sicherheit),

- weil er Ihnen vertraut (Sicherheit und Geborgenheit, Vertrauen und Zuneigung),
- weil es vernünftig ist (Anerkennung, Selbstachtung),
- aber nur wenn er es selbst entscheiden kann (Selbstachtung, Unabhängigkeit, soziale Anerkennung).

3.3.3 Einwände und Vorwände

Da haben Sie die Beschwerden und die Wünsche des Patienten durch geschicktes Fragen ermittelt und empfehlen ihm nun ein ganz konkretes Arzneimittel, das nach Ihrer Überzeugung genau das Richtige für ihn ist. Er schwankt noch, druckst herum, überlegt hin und her. Was sollen Sie denn noch mit diesem Menschen machen, um ihm zu seinem Glück zu verhelfen?

Achten Sie auf die Äußerungen des Patienten: handelt es sich um Einwände oder Vorwände?

Mögliche Einwände des Patienten:

- „Und das soll wirklich gut sein?"
- „Das ist aber teuer!"
- „Die Packung ist ein bisschen groß! Schade, dass es sie nicht kleiner gibt."
- „Es gibt davon nur Tropfen? Die lassen sich aber schlecht unterwegs einnehmen."

Einwände sind Fragen oder verkleidete Fragen, die ein Zeichen für weiteres Interesse sind, mehr zu dem Arzneimittel zu erfahren. Vielleicht schneiden die Fragen Punkte an, die Sie im Gespräch vorher noch nicht berücksichtigt haben. Dann können Sie hier die fehlende Information nachliefern. Oft betreffen die Fragen allerdings Themen, die Sie im Beratungsgespräch schon lang und breit erklärt haben. Hier reicht als Antwort: „Ja, stimmt."

Wenn er sich nicht entscheiden kann, funktioniert auch hier die Methode, ihm die freie Entscheidung zu überlassen. Nehmen Sie ihm seine Packung wieder weg und sagen Sie ihm, er könne sich ruhig Zeit lassen, sich zu entscheiden. Öffnen Sie ihm den Weg für den Rückzug. Dabei wird sich zeigen, ob er das Mittel nehmen möchte und nur noch auf den letzten Schubs gewartet hat, oder ob er schon längst auf dem Rückzug war.

Mögliche Vorwände des Patienten:

- „Ich muss es mir noch einmal überlegen!"
- „Ich glaube, ich habe jetzt gar nicht genügend Geld dabei."

Vorwände sind Zeichen dafür, dass der Kunde den Kauf ablehnt. Beginnen Sie bloß nicht noch einmal mit Ihrer Argumentation, dabei verlieren Sie nur Zeit. Akzeptieren Sie, dass er nicht kaufen möchte und lassen Sie ihm auch hier den Rückzug offen. „Ja, dann vielleicht beim nächsten Mal. Wir haben es ja immer auf Lager", sagen Sie, obwohl Sie wissen, dass er beim nächsten Mal nicht mehr danach fragen wird.

3.4 Darf es ein bisschen mehr sein?

Diese Frage ist immer noch negativ belegt, wir sind immerhin kein Fleischer, der eine Scheibe mehr oder weniger Wurst abwiegt. Sie werden allerdings sehen, dass Zusatzempfehlungen nichts mit Aufdrängen und Aufschwatzen zu tun haben, wenn Sie ehrlich gemeinte nützliche Empfehlungen aussprechen.

3.4.1 Anschlussverkauf

In einem guten Beratungsgespräch liefern wir dem Kunden oder dem Patienten nicht einfach nur seinen Arzneimittelwunsch aus, sondern wir kommen mit ihm so in Kontakt, dass wir von seinen Beschwerden erfahren, dass wir ihn (bei Bedarf) bedauern, trösten oder ihm Mut zusprechen können, dass wir seinen Bedarf ermitteln und ihm dann seinem Bedarf entsprechend gesundheitsfördernde Mittel empfehlen können.

Und diese gesundheitsfördernden Mittel gehen meist über seinen ersten Kaufwunsch hinaus.

Das gilt für die Selbstmedikation: wenn der Patient nach einem konkreten Arzneimittel fragt, kommt er im Prinzip mit einem Hinweis auf sein Hauptsymptom, das er behandelt haben möchte. Und es liegt an uns herauszufinden, ob das gewünschte Mittel geeignet ist und ob es zur Behandlung seiner Beschwerden ausreicht oder ob eine Kombination mehrerer Mittel ihm nutzen könnte.

Das gilt für den Patienten, der mit einem grünen Rezept vom Arzt kommt: Auch hier schreibt der Arzt oft nur ein Mittel auf, das er selbst gut kennt. Wahrscheinlich gibt es viel mehr Auswahl, als der Arzt weiß.

Das gilt ebenfalls für den Patienten, der mit einem Kassenrezept zur Behandlung einer akuten Erkrankung kommt: Im Bereich vieler Erkrankungen kennen wir über die Verschreibung hinaus noch zahlreiche Mittel, die dem Patienten helfen können, die ihm seine Beschwerden erleichtern und ihn schneller wieder gesund machen.

MERKE

Zusatzempfehlungen bringen dem Patienten einen Zusatznutzen!

- Kunden wissen selten ganz genau, was sie brauchen, auch wenn sie nach einem konkreten Mittel fragen.
- Kunden freuen sich über Ihre Zuwendung, die sie bekommen, wenn Sie Fragen stellen und Ihre Aufmerksamkeit auf

ihn richten.

- Kunden erwarten eine Zusatzempfehlung: Fast zwei Drittel aller Kunden wünschen eine Zusatzempfehlung, wenn man sie danach fragt – auch wenn sie sich manchmal am Ende gegen einen Kauf entscheiden.
- Kunden sind zufrieden, wenn sie merken, dass es ihnen mit Ihren empfohlenen Mitteln und Tipps tatsächlich bald besser geht.

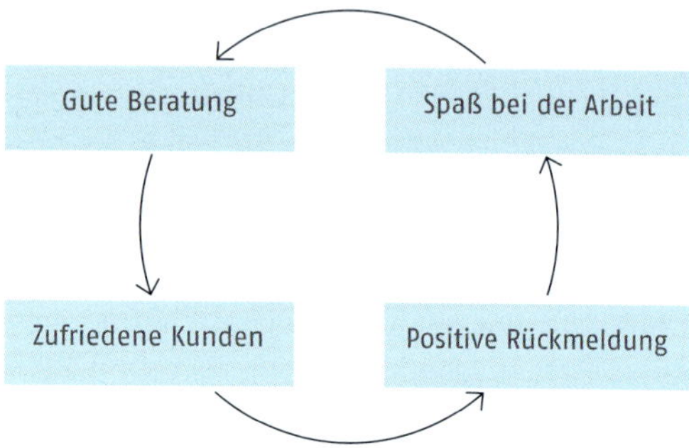

Abb. 3.4 Gute Beratung verstärkt sich selbst

Wie funktioniert so eine Zusatzempfehlung? Indem Sie fragen! Aber es müssen schon die richtigen Fragen sein.

„So hier, bitte schön, Ihre Nasentropfen. Macht 2,95 €. Kommt noch etwas dazu?" Nein, danke. So nicht. Kann ich sonst noch etwas für Sie tun? Brauchen Sie sonst noch etwas? Was darf es noch sein? Das alles sind Fragen, die berechtigt sein können, wenn der Kunde eine Einkaufsliste abarbeitet, aber nicht um eine eigene zusätzliche Empfehlung an den Mann zu bringen.

Fragen Sie, um erst einmal Kontakt aufzunehmen und eine gute Beziehung zwischen Ihnen herzustellen. Fragen Sie dann weiter, um die Beschwerden abzuklären und den Bedarf Ihres Patienten aufzudecken. Und fragen Sie auch, ob er schon selber eine Idee hat, wie er sich helfen will.

Bieten Sie ein Beratungsgespräch an: „Die Nasentropfen sind bestimmt für Sie, oder? (Patient nickt.) Sie hören sich aber stark verschnupft an." „Haben Sie noch zusätzliche Beschwerden außer Schnupfen, z. B. Kopfschmerzen oder einen Druck hinter der Stirn oder hinter den Wangenknochen?"

In fast allen Fällen beginnt der Patient zu erzählen, wie er sich fühlt, was ihm alles weh tut, wie seine letzte Nacht war bei diesen Kopfschmerzen usw. Und schon sind Sie mitten drin. Um zu erfahren, was der Patient alles gebrauchen kann, um sich besser zu fühlen.

Machen Sie sich in dieser Phase des Gesprächs ein Bild zu seiner Rundumversorgung: Schnüren Sie sein Versorgungspaket. Und empfehlen Sie ihm dann nach Abschluss dieser Fragephase, wenn er zustimmt, das Paket als Ganzes.

Empfehlen Sie ein Versorgungspaket:

- „Was Sie brauchen, ist zwar auch eine freie Nase, aber vor allem sollten Sie zusehen, dass Ihr Schnupfen sich wirklich gut löst und nicht in den Nebenhöhlen festsetzt. Deshalb empfehle ich Ihnen auf jeden Fall noch diesen Schleimlöser regelmäßig einzunehmen…"
- „Ein Schnupfenspray ist sicherlich gut für Sie, denn nur wenn die Nase frei ist, kann der Schnupfen ablaufen. Genauso wichtig ist jedoch…"

Gut 60 % aller Patienten betreiben regelmäßig Selbstmedikation, deshalb ist es gut möglich, dass der Patient die Arzneimittel, die Sie ihm empfehlen wollen schon kennt oder auch schon zu Hause hat:

- „Was nehmen Sie sonst gegen Ihre Erkältung?“
- „Sie haben sicherlich schon Arzneimittel zum Schleimlösen ausprobiert. Womit kommen Sie am besten zurecht?“
- „Brauchen Sie auch etwas gegen Kopfschmerzen?“
- „Nehmen Sie auf jeden Fall gleichzeitig diesen Schleimlöser ein. Sie kennen ihn bestimmt, vielleicht aus der Werbung, aber vielleicht haben Sie ihn auch zu Hause.“
- „Zusätzlich trinken Sie viel heiße Flüssigkeit, am besten Husten- und Bronchialtee. Den haben Sie bestimmt noch zu Hause.“

Bei dieser Art von Zusatzempfehlung handelt es sich um einen Anschlussverkauf. Dem ursprünglichen Wunsch des Patienten schließen sich (automatisch) zusätzliche Empfehlungen an. Behandlung von allen Seiten: Schnupfen lösen durch Sekretolyse, Trinken und Inhalation.

Wichtig: Es ist nicht so, dass zu jedem Produkt A das Produkt B empfohlen werden kann. Diese fantasielose Art der Zusatzempfehlung erfahren wir immer noch in jedem Schuhgeschäft. Zu jedem Lederschuh wird uns die passende Lederpflege angeboten. So einfach und fantasielos ist es bei uns nur selten. Zugegeben, bei jedem Schnupfenspray können wir Papiertaschentücher empfehlen, und vielleicht können wir bei jedem Knoblauchpräparat ein Kaudragee gegen Mundgeruch anbieten, aber unsere Art des Anschlussverkaufs geht weit darüber hinaus. Jeder Patient bekommt je nach Bedarf sein individuelles Empfehlungspaket. Dem einen Allergiepatienten ist mit einem antiallergischen Nasenspray, einem Pollenflugka-

PRAXISTIPP

Ideenfindung für Anschlussverkäufe

- Behandlung auf allen Ebenen: z. B. symptomatisch, ursächlich und vorbeugend.
- Behandlung mit allen Mitteln: Arzneimittel, physikalische Mittel, alte Hausmittel, „Hilfsmittel" (Taschentücher!).
- Behandlung aller Beschwerden: Schnupfen kommt meist mit den Begleitsymptomen einer Erkältung und einer wunden Nase.
- Hilfe im Umgang mit Nebenwirkungen: Nachbehandlung der Nasenschleimhaut mit einem Kochsalzspray.

lender und Tipps zum abendlichen Haare waschen ausreichend gedient, während der andere Allergiepatient zum Nasenspray noch ein Antiallergikum, Hinweise zur Vorbeugung und Behandlung von Asthmaanfällen, Informationen zu milbendichter Schutzbettwäsche und zur Möglichkeit einer Desensibilisierung benötigt.

3.4.2 Erweiterungsverkauf

Beim Erweiterungsverkauf erweitern Sie den Wunsch des Patienten, z. B.

- Vorsorglich: Vorbereitung auf eine Jahreszeit mit spezifischen Krankheiten, auf den Urlaub, auf Festtage,
- Neuheiten,
- Spezialitäten, Hausmarken,
- Angebote.

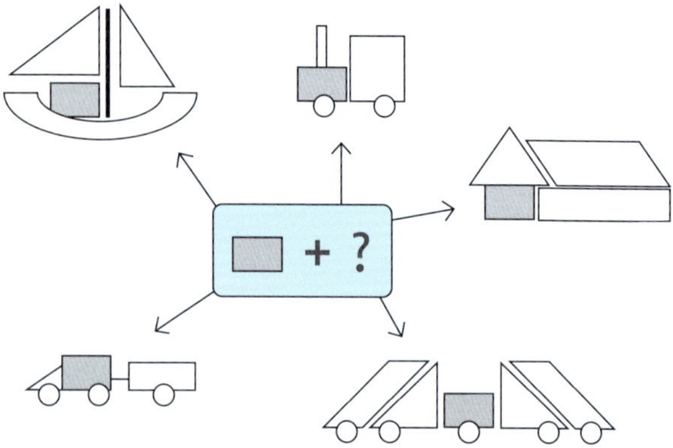

Abb. 3.5 Jeder bekommt nach Bedarf sein individuelles Empfehlungspaket

Dieser Erweiterungsverkauf wird häufig durch die Sichtwahl oder Aufsteller auf dem HV-Tisch unterstützt und ergibt sich entweder durch Aktivität des Kunden („Ach, was haben Sie denn hier?“) oder durch Ihre Ansprache („Haben Sie die Handwärmer schon gesehen?“).

MERKE

Zusatzempfehlungen nutzen auch den Apothekenmitarbeitern!

- Aktives Verkaufen ist eine kreative Leistung, die uns bei jedem Kunden bzw. Patienten vor eine neue Aufgabe stellt.
- Die richtige Empfehlung finden und aussprechen mach Spaß!
- Unser Leitbild vom Apothekerberuf ist: beraten und betreuen, statt nur ausliefern und „Schubladen ziehen“.

3.4.3 Ersatzverkauf

Seit aut idem können Sie auch Rezepte beliefern, bei denen Sie zwar die verordnete Packung nicht auf Lager haben, aber ein im Prinzip gleiches Mittel mit demselben Arzneistoff in der richtigen Stärke und einer als gleich angesehenen Arzneiform. Bei der Rezeptbelieferung sind wir von den Preisen der Arzneimittel, der Austauschwilligkeit des Arztes und den Rabattverträgen der Krankenkassen abhängig, nicht aber in der Selbstmedikation.

So denken Sie sicherlich auch bei jedem Wunsch aus der Selbstmedikation an einen möglichen Ersatzverkauf, wenn das exakt gewünschte Arzneimittel einmal nicht auf Lager ist:

- „Die Ambroxol AJ-Tropfen habe ich nicht auf Lager, aber ich habe Ihnen gleich mal die Ambroxol BK-Tropfen mitgebracht."
- „Diese spezielle Meersalznasensalbe habe ich zwar nicht, ich kann Ihnen aber diese hier anbieten. Im Prinzip wirkt sie gleich."

Die Patienten sind viel seltener an Marken gebunden, als wir häufig fürchten. Die Patienten möchten nur selten genau die Ambroxol-AJ-Tropfen, sondern einfach nur, dass sich ihr Husten schnell löst.

Sie können mit diesem Ersatz für eine schnelle Belieferung sorgen. Aber selbstverständlich können Sie dem Kunden auch „sein" Wunscharzneimittel kurzfristig bestellen. Manchmal sind es doch die Marken – und nur die – die helfen. „Ich habe schon alles andere probiert, aber nur diese Tropfen helfen..." Hier sollten Sie nichts anderes ausprobieren. Sie machen sich nur unglücklich. Kein Ersatz wird so gut helfen können, der Kunde wird nicht zufrieden sein mit Ihrer Empfehlung. Beim nächsten Mal wird er Ihnen nicht mehr vertrauen.

Lassen Sie ihm seine Marke und bestätigen Sie ihn in seiner Entschlossenheit.

3.5 Gespräche mit Termin

Eine ausführliche Beratung lässt sich nicht immer im laufenden Apothekenbetrieb unterbringen. Vor allem neue Dienstleistungen wie die Medikationsanalyse und das Medikationsmanagement erfordern, dass Sie mit Ihrem Patienten einen gemeinsamen Termin vereinbaren.

3.5.1 Medikationsanalyse

Ein Stammkunde, Herr Mohr, kommt mit drei Rezepten von seinem Hausarzt. Sie nehmen die Rezepte an, werfen einen Blick darauf und sagen: „Da waren Ihre Arzneimittelvorräte offensichtlich aufgebraucht und Sie brauchen Nachschub!" Herr Mohr schüttelt verärgert den Kopf: „Ich versuche ja jedesmal, den Doktor davon zu überzeugen, etwas wegzulassen. Aber er lässt sich auf kein Gespräch mit mir ein. Hier sehen Sie mal", er kramt ein zerknittertes Blatt Papier aus seiner Jackeninnentasche, „das muss ich alles einnehmen. Das kann doch nicht gesund sein! Was sagen Sie dazu?" – „Das sind wirklich viele Medikamente! Das möchte ich mir gerne mal in Ruhe ansehen. Darf ich mir diesen Medikationsplan kopieren? Und dann setzen wir uns mal zusammen und wir besprechen alle Fragen im Zusammenhang mit Ihren Arzneimitteln. Wann haben Sie in der nächsten Woche Zeit für einen Termin?"

Patienten sind es gewohnt, dass sie bei uns alle Fragen im laufenden Betrieb stellen dürfen und meist sofort eine Antwort bekommen. Für eine Medikationsanalyse brauchen wir aber erstens eine Vorbereitung, um uns einen Überblick über die bestehende Therapie und über aktuelle Therapieleitlinien zu verschaffen. Und zweitens brauchen wir möglichst ungestörte Zeit miteinander, um ein gezieltes Medikationsgespräch durchzuführen.

Wie viel Zeit Sie dafür einplanen wollen, liegt an Ihnen, am Patienten und seiner Gesamtsituation. Normalerweise reichen 20 bis 30 Minuten. Sagen Sie dem Patienten im Vorfeld, wie lange dieses Gespräch dauern wird, so dass sich beide darauf einstellen und diese Zeit einhalten können.

Nach einer kurzen Rücksprache vereinbaren Sie: „Wir treffen uns am nächsten Dienstag um 9 Uhr. Wir gehen gemeinsam Ihre aktuelle Medikation durch. Bitte bringen Sie alle Ihre Arzneimittelschachteln mit, die Sie einnehmen und die Sie zur Verfügung haben, auch die aus der Selbstbehandlung. Wir können einige Fragen dann sofort klären. Alles andere wird sich dann ergeben. Wir werden für das Gespräch ca. 20 bis 30 Minuten benötigen."

Ein solches Gespräch unterscheidet sich von unseren normalen Beratungsgesprächen:

- Es ist zeitlich terminiert. Wir verabreden uns zu einem Gespräch, wir haben eine festgesetzte Zeitspanne zur Verfügung.
- Wir können und müssen uns auf dieses Gespräch vorbereiten. Sehen Sie sich, wenn möglich, die Medikationshistorie und das Medikationsprofil Ihres Stammkunden an. Ordnen Sie seine Arzneimittel den (bekannten) Diagnosen zu. Vergleichen Sie seine Therapie mit den Therapieleitlinien der Fachgesellschaften.
- Legen Sie sich ein Gesprächsschema oder einen Fragenkatalog bereit, nach dem Sie im Gespräch vorgehen wollen.
- Ziel des Gesprächs ist es, sich einen Überblick über den Umgang des Patienten mit seinen Arzneimitteln zu verschaffen,

Anwendungs- und Complianceprobleme möglichst anzusprechen und zu lösen und andere Probleme zunächst erst einmal nur zu erkennen und für ein nachfolgendes Gespräch mit dem Arzt zu notieren.

- Machen Sie sich und dem Patienten klar, dass Sie nach diesem Gespräch keine Beurteilung seiner Therapie und keine Entscheidung über eine Therapieänderung ansprechen werden. Dafür ist das Einbeziehen des Arztes erforderlich.

In der nächsten Woche kommt Herr Mohr zum vereinbarten Termin. Wie erwartet überfällt er sie sofort wieder mit seinem verknitterten Medikationsplan und fragt Sie: „Und? Haben Sie es sich angesehen? Was kann ich weglassen?"

Er hat seine Arzneimittelpackungen nicht mitgebracht, so dass Sie sich jetzt anhand des Medikationsplans an den Arzneimitteln entlang fragen.

Ihre Fragen für eine Medikationsanalyse sind z. B.:

- Was sind momentan Ihre Schwierigkeiten, Sorgen oder Probleme mit Ihrem Gesundheitszustand und Ihrer Arzneitherapie?
- Was sind Ihre Erkrankungen (Diagnosen, soweit bekannt)?
- Wie ist Ihr momentaner Gesundheitszustand (Blutdruckwerte, objektive Schmerzeinschätzung, Blutzuckerwerte oder ähnliches)
- Welche Arzneimittel nehmen Sie zurzeit ein?
  - Wogegen nehmen Sie dieses Arzneimittel ein?
  - Wann und wie häufig nehmen Sie es ein?
  - Nehmen Sie es regelmäßig ein?
  - Spüren Sie, dass es Ihnen hilft?
  - Haben Sie irgendwelche Schwierigkeiten bei der Einnahme?
- Was möchten Sie, dass sich ändert?

Herr Mohr ist ein typischer Patient, der Sie immer wieder unter Druck setzen wird, sich mit einer Meinung zu seiner Therapie zu äußern und möglichst den Nutzen einiger Arzneimittel in Frage zu stellen. Hüten Sie sich davor!

Ihr Ziel ist es an dieser Stelle nur, Informationen zu sammeln, um sie dann in Ruhe alleine zu analysieren. Erst nach einem Gespräch mit dem Arzt wird dann der Arzt entscheiden, ob er die Therapie ändern will oder nicht. Meistens läuft ein solches Gespräch nicht auf ein Absetzen heraus, sondern darauf, dass die Überzeugung des Patienten vom Nutzen seiner Therapie gestärkt werden muss, seine Motivation erhöht und die Compliance verbessert werden muss.

3.5.2 Betreuungsgespräche

Nach dem Einstiegsgespräch kennt man seinen Gesprächspartner schon etwas besser und beide wissen, was bei einem nächsten Treffen zu erwarten ist.

Dabei wird es bei dem ersten Treffen um das Gespräch mit dem behandelnden Arzt gehen und die Festlegung eines aktuellen Medikationsplans, bei einem zweiten schon um die festgestellten arzneimittelbezogenen Probleme. Typische arzneimittelbezogene Probleme sind z. B.:

- Polymedikation
- Überzeugung vom Nutzen der Therapie – Complianceförderung
- Verwechslungsgefahr bei Rabattaustausch
- Korrekte Anwendung der Arzneiformen
- Hohe Zuzahlungen
- (Angst vor) Wechselwirkungen
- (Angst vor) Nebenwirkungen
- Lagerung und Anwendung der Arzneimittel auf Reisen
- U. a. je nach Bedarf des Patienten

Auch diese Gespräche sollen vorbereitet und strukturiert werden:

PRAXISTIPP

Aufbau eines Betreuungsgesprächs

Orientierung: Teilen Sie Ihrem Zuhörer zu Beginn mit, worum es in diesem Gespräch gehen soll und holen sein Einverständnis dafür ein.

Aktivierung: Stellen Sie eine problemorientierte einleitende Frage, um den Zuhörer zum Mitdenken anzuregen.

Strukturierung: Ordnen Sie Ihre Aussagen. Geben Sie gleich zu Beginn eine Übersicht, halten Sie einen „roten Faden" ein und machen Sie die Abschnitte Ihrer Erklärung deutlich. Formulieren Sie zunächst allgemeine Prinzipien und liefern dann Einzelheiten.

Verknüpfung: Benutzen Sie in Erklärungen Beispiele und Metaphern, um neue Informationen mit bereits bekannten zu verknüpfen.

Prägnanz: Heben Sie die wesentlichen Aussagen deutlich hervor.

Zwischenbilanz: Fassen Sie zwischen durch das Gesagte zusammen.

Verständniskontrolle: Lassen Sie sich Rückmeldung darüber geben, was an Information beim Zuhörer angekommen ist, indem Sie um Umschreibung, um Wiederholung oder um Anwendung der Information bitten.

Fazit: Fassen Sie zum Schluss die wesentlichen Punkte zusammen.

Rückfragen: Erkundigen Sie sich nach weiteren Fragen oder Wünschen.

Perspektive: Geben Sie eine Vorschau auf die Themen des folgenden Gesprächs.

4 Schwierige Gespräche

4.1 Nicht auf Lager!

Wenn man Kunden fragt, nach welchen Kriterien sie sich für eine Apotheke entscheiden, dann sind es die Freundlichkeit der Mitarbeiterinnen, die Öffnungszeiten, faire Preise und vor allem die Lieferfähigkeit. „Da bekomme ich alles, was ich brauche sofort. Die haben alle meine Arzneimittel auf Lager!"

Dabei ist es in keiner Apotheke möglich, „alles" auf Lager zu halten. Es ist wichtig, sich im Vorfeld Gedanken darüber zu machen, wie Sie mit Kundenanfragen umgehen, die Sie nicht sofort beliefern können.

4.1.1 Das kenne ich noch gar nicht!

„Ich hätte gerne das neue Mittel gegen Haarausfall. Das ist im Moment groß in der Fernsehwerbung! – Sie kennen es nicht?! Das darf doch nicht wahr sein! Alle reden davon, nur Sie haben noch nie davon gehört!"

„Ich brauche dieses neue Mittel gegen Arthrose. Ich habe gestern einen Bericht im Fernsehen gesehen. Wahrscheinlich gibt es das bei uns noch gar nicht. Wir sind hier in Deutschland in der verfügbaren Therapie ja immer Jahre hinterher."

„Ich hätte gerne einen Schnelltest auf Chlamydien."

Was ist das schwierige an solchen Anfragen? Der Kunde scheint mehr zu wissen als wir. Wir fühlen uns vielleicht in die Ecke gedrängt und hätten gerne eine schnelle Antwort parat, die unsere Selbstsicherheit wieder herstellt.

„Ein Mittel gegen Haarausfall (resp. gegen Arthrose oder gegen graue Haare)? Das wüsste ich aber, wenn es da etwas gäbe!" oder „Für einen Test auf Chlamydien müssen Sie auf jeden Fall zum Arzt! Da gibt es nichts für den Hausgebrauch."

Sehen Sie diese Fragen nicht als Angriff, sondern als Möglichkeit, Ihren Horizont zu erweitern.

Sie haben diese Mittel nicht? Sie kennen sie noch nicht einmal? Dann wird es Zeit: interessieren Sie sich dafür und versuchen Sie die Fragen zu beantworten und Wünsche Ihrer Kunden zu erfüllen.

Setzen Sie alle Mittel ein, die Ihnen zur Verfügung stehen. Auch dafür werden Sie Kommunikation benötigen, z. B.

- die Apothekensoftware: für pharmazeutische Anfragen oft gut geeignet, für Fragen aus dem Bereich Kosmetik oder Nahrungsergänzungsmittel schwierig,
- das Internet: Suchanfragen müssen geübt werden, nur die richtigen medizinischen Fachbegriffe führen bei entsprechenden Fragen zu sinnvollen Ergebnissen, Alltagssprache führt hier zu Blogs und Diskussionsrunden,
- Herstellerkataloge: wenn vorhanden in der Printversion oder auch online,
- Telefonanfragen beim Großhändler: Die Damen von der Hotline sind spezialisiert auf solche Fragen.

„Das ist eine interessante Frage! Darum kümmere ich mich gerne. Ich denke, heute Abend weiß ich mehr dazu und kann Ihnen eine Auskunft geben. Darf ich Sie anrufen, wenn ich eine Information für Sie habe?"

Noch ein Tipp: Dokumentieren und speichern Sie solche Anfragen, damit Sie das Ergebnis allen Mitarbeiterinnen verfügbar machen können und beim nächsten Mal vielleicht schon von vornherein etwas mehr wissen.

Die Antworten, die Sie finden werden, werden Sie für Ihre Kundengespräche nutzen können.

Das Shampoo gegen Haarausfall wirbt mit dem Wirkstoff Coffein. Es hat einen stolzen Preis und ist nur über einen Direktversand zu bestellen. Da haben Sie doch eine günstigere Alternative im Regal!

Das amerikanische Nahrungsergänzungsmittel gegen Arthrose enthält Glucosaminsulfat. Das haben wir in Deutschland doch schon lange!

Mehrere Firmen bieten einen Chlamydien-Schnelltest für zu Hause an. Allerdings sind diese Tests nur zur Anwendung bei Frauen, für Männer gibt es solche Tests bislang nur in großen Gebinden – für Ärzte, die diesen Test für ihre Patienten nutzen.

4.1.2 Das kann ich heute Abend hier haben!

Das Metoprololpräparat in dieser Stärke und dieser Packungsgröße haben Sie von dieser Firma jetzt nicht auf Lager. Sie kommen nur mit zwei der drei verordneten Arzneimittel zum HV-Tisch zurück. „Wieder nicht alles da! Das habe ich mir doch gleich gedacht!“, schimpft der Patient, Herr Prinz.

Was ist das Schwierige an solchen Gesprächen? Wir möchten kundenfreundlich auf den Bedarf unserer Patienten eingestellt sein und sind es augenscheinlich nicht. Wir wissen, dass Herr Prinz möchte, dass wir ihm seine Wünsche von den Augen ablesen und dass wir sie ihm möglichst schon erfüllen, bevor er sie ausgesprochen hat. Herr Prinz möchte, dass das Prinzip „Der Kunde ist König“ gelebt wird.

Immer noch hört man im HV häufig: „Das tut mir sehr leid, Herr Prinz. Wir haben Ihren Betablocker leider nicht an Lager. Den muss (oder noch besser: müsste) ich Ihnen bestellen." Diese Sätze werden meist mit eingezogenem Kopf ausgesprochen, mit verhaltener, unterwürfiger Stimme, als hätte der Patient ein Recht darauf, alles sofort in die Hand zu bekommen und die Apotheke die Verpflichtung, ihm dieses Recht zu gewähren. „Das muss ich Ihnen erst bestellen", hört sich so an, als würde es Mühe machen und derjenige/diejenige, die es ausspricht, sich diese Mühe lieber nicht machen würde. „Das müsste ich Ihnen bestellen (wenn Sie unbedingt wollen)" beinhaltet noch, dass der Sprecher hier gleich davon ausgeht, dass der andere von dieser Möglichkeit wohl lieber Abstand nehmen wird. Einen Artikel zu bestellen, bedeutet in anderen Branchen oft eine Lieferzeit von Tagen bis Wochen. Im Vergleich dazu sind unsere Großhandelsbestellungen einzigartig schnell und effektiv.

Stellen Sie Ihre Leistungsfähigkeit heraus. „Ihr Arzneimittel kann ich in zwei Stunden (heute Nachmittag gegen 16 Uhr, morgen früh gleich nach Öffnung der Apotheke) hier haben."

Prüfen Sie auch die Möglichkeit, das fehlende Arzneimittel durch ein vorrätiges zu ersetzen. Die Aut-idem-Verpflichtung hat auch die Möglichkeit eröffnet, wirkstoffgleiche Arzneimittel innerhalb der Rabattverträge auszutauschen. Bei akutem Bedarf z.B. eines Antibiotikums oder Analgetikums können Sie das Sonderkennzeichen 5 für die Akutversorgung geltend machen. Holen Sie dafür immer das Einverständnis des Patienten und bei Bedarf die Zustimmung des Arztes ein.

Sie sind ausgesprochen serviceorientiert – trotzdem haben Sie dieses Arzneimittel nun einmal nicht da. Überzeugen Sie ihn mit den Leistungen, die Sie nun für ihn erbringen können:

- Schnellst mögliche Bestellung, meist innerhalb von Stunden,
- Lieferservice, meistens mindestens einmal am Tag, Lieferung nach Hause oder eine andere Adresse vor Ort (Nachbarn, Arbeitsstelle etc.),
- Anpassung des Warenlagers an den Bedarf des Patienten.

„Sehen Sie mal, Herr Prinz. Zwei der drei Arzneimittel kann ich Ihnen sofort mit nach Hause geben. Das dritte werde ich schnellst möglich bestellen und es liegt heute Abend für Sie bereit. Ich werde es am besten gleich zweimal bestellen und damit an Lager legen, damit Sie beim nächsten Mal nicht darauf warten müssen. Passt es Ihnen, wenn unser Bote es Ihnen heute Abend noch nach Hause bringt oder möchten Sie es heute Abend oder irgendwann später selber abholen?"

Keine Apotheke kann es sich aus Raum- und Kostengründen leisten, jeden Kundenwunsch sofort zu erfüllen. Setzt man die Kundenwünsche, die nicht sofort erfüllt werden können (Defekte), ins Verhältnis zu den sofort erfüllbaren Wünschen, die sich in Verkäufen niederschlagen, so erhält man die Defektquote. Bei einer normalen, gut geführten Apotheke liegt die Defektquote bei ca. 5 %. Umgekehrt liegt also die Lieferfähigkeit bei 95 %.

MERKE

Stellen Sie sich positiv dar: Präsentieren Sie Ihre Lieferfähigkeit!

Ihr Warenlager wird ständig dem Verordnungsverhalten der umliegenden Ärzte, den aktuellen Rabattverträgen der Krankenkassen und den Kundenwünschen angepasst. Sobald ein benachbarter Arzt ein Arzneimittel bevorzugt aufschreibt, sobald ein neues, erfolgversprechendes Arzneimittel auf den Markt kommt, wird es an Lager gelegt. Eine regelmäßige Bearbeitung von Ladenhüterstatistiken führt dazu, dass andere Arzneimittel, die nicht mehr nachgefragt werden, wieder aus dem Lager genommen werden.

Wir tun bei der Aktualisierung unseres Warenlagers, was wir können!

4.1.3 Das sollten wir eigentlich da haben!

Kennen Sie das? Sie wissen genau, dass Sie für diesen Herrn Prinz beim letzten Mal ein neues Diabetesmittel auf Lager gelegt haben. Jetzt benötigt er wieder, aber in der Schublade, in der es liegen sollte, liegt es nicht. Sie können sich die Situation ausmalen, wie Sie es wollen: es gibt noch nicht einmal ein Lagerfach oder das Lagerfach ist leer.

Oder ein Kunde kommt mit einem Abholzettel und das bestellte Arzneimittel ist nicht auffindbar. Die Rezeptur, die er abholen will, ist noch nicht hergestellt. Die telefonische Bestellung ist einfach noch nicht bearbeitet.

Was ist das Schwierige, an dieser Situation? Offensichtlich ist hier im Ablauf der Apotheke etwas schief gelaufen. Wir haben etwas falsch gemacht. Wir haben dem Patienten etwas versprochen und eine Dienstleistung zugesagt und haben sie nicht vollbracht.

Als erste Reaktion wollen wir jetzt am liebsten nach dem Fehler suchen, nach dem Schuldigen, nach dem Grund für unser Versagen. Das interessiert den Patienten in diesem Moment allerdings nicht. Denken Sie Lösungs-orientiert:

- Seien Sie ehrlich und stellen Sie klar, dass mit seiner Anfrage oder seiner Bestellung etwas schief gelaufen ist.
- Bitten Sie ihn um Erlaubnis, seine Anfrage noch einmal bearbeiten zu dürfen.

- Kümmern Sie sich persönlich um die Durchführung bzw. die Kontrolle, dass es auch wirklich bearbeitet wird, oder vergeben Sie diesen Auftrag gezielt an eine Person, die dafür verantwortlich ist.
- Bieten Sie dem Patienten eine kleine Entschädigung an, so z. B. die Bestellung nach Hause zu liefern (auch zu Wunschzeiten evtl.), ein kleines Wiedergutmachungsgeschenk etc.
- Notieren bzw. dokumentieren Sie diesen Vorfall als „Tadel", versuchen Sie den Verlauf zu rekonstruieren, um Probleme im Ablauf aufzudecken.
- Besprechen Sie diesen Vorfall in der nächsten Teamsitzung, um miteinander Lösungen zu finden, die solche Probleme vermeiden können.

4.1.4 Das gibt es nicht mehr!

Eine alte Stammkundin wünscht ihr traditionelles Stärkungsmittel, das sie seit Jahren (sie selbst würde seit Jahrzehnten sagen) bei Ihnen kauft. Das Fach ist leer oder schon aufgelöst. Das Mittel ist außer Vertrieb, der Hersteller hat die Produktion eingestellt.

Was ist das Schwierige an dieser Situation? Die Patientin ist verärgert, dass sie das Mittel nicht mehr bekommt. Sie ist verärgert, weil „der Fortschritt" und das Profitdenken der Industrie über ihre persönlichen Bedürfnisse einfach hinweg gegangen sind und sie nun hilflos zurücklassen.

Sprechen Sie diese Gefühle ruhig an: „Mit diesem Mittel haben Sie sich gut helfen können, nicht wahr? Seit Jahren nutzen Sie es und haben sich darauf verlassen können. Und jetzt hat der Hersteller einfach die Produktion eingestellt. Das ist total ärgerlich! Was machen wir denn da? Wofür haben Sie das Mittel denn speziell genommen? Das heißt, in welchen Situationen haben Sie es genutzt? Wir finden bestimmt eine andere Lösung."

4.2 Rabattverträge und Importregelung

Seit 2007 haben Krankenkassen die Möglichkeit, Rabattverträge mit Arzneimittelherstellern abzuschließen. Bei Bestehen von Rabattverträgen sind wir bei der Arzneimittelauswahl und -abgabe verpflichtet, uns unter Androhung finanzieller Strafen („Nullretax“) an die bestehenden Verträge der jeweiligen Krankenkassen zu halten, es sei denn der verschreibende Arzt hat durch ein Kreuz im Aut-idem-Feld des Kassenrezepts den Austausch ausgeschlossen. Diese Verträge haben unseren Apothekenalltag und unsere Beratungsgespräche im Zusammenhang mit der Rezeptbelieferung verändert.

4.2.1 Rabattaustausch – kein Problem!

Zum Glück sind die meisten Patienten in der Zwischenzeit mit den Rabattverträgen vertraut. Bei Stammkunden wird vor der Rezeptbearbeitung dem Vorgang sofort der Kundenname zugeordnet und schon gleicht die Software die ausgewählten Medikamente mit den bisherigen Arzneimitteln ab.

„Ich suche mir als erstes Ihre Patientendatei, damit ich sehe, von welchen Herstellern Sie Ihre Medikamente bisher erhalten haben. Wir versuchen natürlich möglichst bei den Ihnen bekannten Arzneimitteln zu bleiben.“

Auf diese einleitenden Worte hin bekommen Sie sicherlich bereits eine Rückmeldung des Patienten, wie er zum Thema Rabattverträge steht. Die meisten Patienten haben in der Zwischenzeit schon Erfahrungen im Austausch von Arzneimitteln gemacht. In den meisten Fällen hat dieser Austausch nicht zu einer Verschlechterung der Therapie geführt. Entsprechend akzeptieren diese Patienten einen erneuten Austausch – wenn auch unter Murren.

Für den erlaubten Austausch gilt die Leitlinie „Gute Substitutionspraxis – GSP“ der Deutschen Pharmazeutischen Gesellschaft (DPhG), in der ersten Fassung vom 7.3.2002, aktualisiert am 24.2.2014.

Die Grundsätze der generischen Substitution beinhalten:

- Vermeidung eines Präparatewechsels bei Indikationen, die eine besonders gute Einstellung des Patienten und eine konstante medikamentöse Therapie erfordern, sowie bei kritischen Darreichungsformen,
- Vermeidung eines Präparatewechsels bei Stoffen mit enger therapeutischer Breite, insbesondere bei kritischen Darreichungsformen,
- Austausch nur bei Verfügbarkeit therapeutisch gleichwertiger Präparate, andernfalls ist eine komplette Neueinstellung erforderlich,
- Berücksichtigung von Faktoren, die für Compliance der Patienten von Bedeutung sind.

Meist endet die Rezeptbearbeitung damit, dass wir sagen können: „Ich kann Ihnen wieder dieselben Arzneimittel geben, wie beim letzten Mal. Sie werden sie alle wieder erkennen.“ Danach können wir uns dann den Beratungsthemen widmen, die für seine Arzneitherapie wichtig sind.

Wenn die Krankenkassen neue Rabattverträge abgeschlossen haben oder wenn bei dem bisher eingenommenen Präparat ein Lieferengpass besteht, kann ein Präparatewechsel erforderlich sein.

„Wie sind Sie denn mit dem letzten Wechsel klar gekommen?“, können wir fragen. Wenn der Patient zufrieden nickt, wird er wahrscheinlich auch diesmal mit einem erneuten Wechsel klarkommen.

„Müssen wir bei Ihrer Behandlung irgendetwas Besonderes beachten? Müssen Sie die Tabletten teilen? Leiden Sie an einer Unverträglichkeit oder Allergie auf Hilfsstoffe?"

Wenn der Wechsel akzeptiert ist, kann es hilfreich sein, den alten Namen auf die geänderte Packung mit einem neuen Namen zu notieren und den Medikationsplan zu ändern.

4.2.2 Rabattaustausch – bloß nicht!

„Schon wieder neue Arzneimittel? Bloß nicht! Ich steige schon gar nicht mehr durch meine Tabletten durch!"

Solch eine Kundenreaktion zeigt seine großen Schwierigkeiten mit Generikawechsel. Der Patient ist offenbar überfordert durch einen zusätzlichen Austausch. Hier kann es angebracht sein, pharmazeutische Bedenken gegen den Wechsel zu erheben. Zusätzlich kann es sinnvoll sein, sich mit all seinen Medikamenten zusammenzusetzen, die Liste aller einzunehmenden Arzneimittel miteinander durchzugehen und ihm Hilfestellung zu leisten, mit seinen Arzneimitteln angemessen umzugehen.

Pharmazeutische Bedenken sind Bedenken gegen den Rabattaustausch, die sich aus der Guten Substitutionspraxis ergeben. Seit 2007 gibt es die Möglichkeit für Apotheker, ihre pharmazeutischen Bedenken zu erklären.

Wenn ein Austausch die Compliance des Patienten gefährdet, weil er seine Arzneimittel zu Hause nicht mehr zuordnen kann, können wir ein Sonderkennzeichen (hier: Faktor 6) auf das Rezept drucken und handschriftlich auf dem Rezept unsere Begründung ergänzen. Gleiches gilt, wenn der Patient halbe Tabletten einnehmen muss und die Tabletten des Rabattartikels nicht teilbar sind, der Patient an einer schweren Lactoseunverträglichkeit leidet und der Rabattartikel Lactose enthält oder der Patient einen Austausch wegen schlechter

Erfahrungen mit Nebenwirkungen bei diesem Präparat erlebt hat.

Im Kasten sind kritische Arzneimittel und kritische Darreichungsformen aufgelistet, bei denen ein Rabattaustausch häufig ausgeschlossen werden muss. Zur Behandlung chronischer Schmerzen oder zur Vorbeugung epileptischer Anfälle z. B. ist es erforderlich, dass die Wirkspiegel in genau festgelegten therapeutischen Bereichen verbleiben. Leichte Änderungen der Wirkspiegel führen zu einem Versagen der Therapie. Arzneimittel mit geringer therapeutischer Breite können bei einem Generikawechsel schnell über- bzw. unterdosiert sein und bedürfen einer kompletten Neueinstellung bei einem notwendigen Wechsel.

MERKE

Arzneimittelgruppen, bei denen eine Substitution kritisch sein kann:

- Antiarrhythmika
- Antiasthmatika
- Antidepressiva
- Antiepileptika
- Antikoagulanzien
- Herzwirksame Glykoside
- Immunsuppressiva
- Lithium
- Neuroleptika
- Opioid-Analgetika
- Schilddrüsenhormone

Darreichungsformen, bei denen eine Substitution kritisch sein kann:

- Retard-Arzneimittel
- Magensaftresistente Arzneiformen
- Dermal bzw. auf Schleimhäute applizierte systemische Arzneimittel
- Pulmonal oder intranasal angewandte systemische Arzneimittel
- Topisch applizierte lokal wirksame Arzneiformen
- Intramuskuläre Applikationsformen
- Implantate

4.2.3 Akutbelieferung

Wir beliefern ein Rezept vom Hausarzt aus der benachbarten Praxis. Verordnet sind das Antibiotikum Amoxicillin und als Mittel gegen Fieber und Schmerzen Ibuprofen 600. Bei der Bearbeitung sehen Sie, dass die Krankenkasse beim Amoxicillin Sie auf einen Hersteller verweist, dessen Packung Sie nicht an Lager haben. Das muss der Patient gar nicht wissen. „Einen kleinen Moment brauche ich bitte, um das Rezept mit den Abrechnungsvorgaben Ihrer Krankenkasse abzugleichen. Der Arzt hat Ihnen ein Antibiotikum und ein Mittel gegen Fieber und Schmerzen verordnet. Sie brauchen sicherlich beides dringend? Ich habe sicherlich beides für Sie an Lager – der Hersteller ist Ihnen hier sicherlich egal, oder?" – „Hauptsache, es hat dieselbe Wirkung!", antwortet der Patient. Und da können Sie ihn beruhigen: „Es ist selbstverständlich derselbe Wirkstoff in derselben Stärke. Mit dem Ibuprofen wird es Ihnen sofort spürbar besser gehen. Das Amoxicillin, das Antibiotikum, wirkt innerhalb weniger Tage, so dass Sie sich schnell wieder besser fühlen werden.“ Es wird bei einem akut kranken Patienten niemanden geben, der jetzt auf das Arzneimittel eines bestimmten Herstellers besteht.

Sie können das Rezept mit der Pharmazentralnummer des abgegebenen Arzneimittels bedrucken und zusätzlich ein Sonderkennzeichen (Faktor 5, Akutbelieferung) setzen und einen handschriftlichen Kommentar ergänzen.

Eine Akutversorgung kann notwendig sein z. B. bei

- Antibiotika
- Analgetika und Co-Analgetika
- Migränetherapeutika
- Muskelrelaxanzien
- Sedativa und Hypnotika

Wenn der Arzt hier ein Aut-idem-Kreuz gesetzt hat und damit einen Austausch verhindern will, müssen Sie ihn anrufen und um Zustimmung bitten.

4.2.4 Ich will aber nicht!

Es gibt trotzdem eine Reihe von Patienten, die einen Austausch nicht akzeptieren wollen, obwohl keine pharmazeutischen Bedenken gegen eine Substitution vorliegen.

Wenn der Patient einen Austausch nicht akzeptiert, zeigen Sie ihm seine Wahlmöglichkeiten auf und lassen ihn ohne Druck entscheiden:

- Der Patient kann das Arzneimittel wie verordnet oder wie gewünscht bekommen, wenn er es privat bezahlt. Seine Krankenkasse erstattet den Anteil, den sie für das Rabattarzneimittel aufwenden würde. Es lässt sich keine Information darüber geben, wie hoch der Erstattungsbetrag sein wird. Im Fall der Wahl eines Wunscharzneimittels benötigt der Versicherte für die Kostenerstattung einen gesonderten Nachweis (Quittungsbeleg) aus dem das abgegebene Arzneimittel, dessen Pharmazentralnummer, der zugehörige Apothekenverkaufspreis (Rechnungsbetrag), das Abgabedatum und möglichst der Name des Versicherten hervorgeht, sowie die zugehörige ärztliche Verordnung in Kopie. In der Apotheke wird das Rezept mit der Pharmazentralnummer des gewünschten Arzneimittels und dem Sonderkennzeichen Faktor 7 (Wunscharzneimittel) bedruckt.

- Der Patient kann mit dem Rezept zum Arzt zurückgehen und sich seine Argumente anhören. Manchmal wirkt der Arzt überzeugender auf seine Patienten als Apotheker und er entscheidet sich für den Rabattaustausch. Manchmal setzt der Arzt aber auch das gewünschte Aut-idem-Kreuz. Manchmal stellt aber auch der Arzt dem Patienten die Therapie frei.
- Der Patient kann sich auf eine Substitution einlassen und je nach Verträglichkeit weitersehen.

Zwingen Sie den Patienten nicht, ein Arzneimittel mitzunehmen. Machen Sie ihm deutlich, dass Ihnen alles daran liegt, dass Ihr Patient zufrieden ist und eine gute Therapie erhält und dass Sie nur im Rahmen Ihrer Möglichkeiten handeln können.

Auch die Ärzte stehen unter finanziellem Druck und Sorge um Wirtschaftlichkeitsprüfung und Regress. Akzeptieren Sie die Entscheidung der Ärzte, Substitution zuzulassen oder zu verweigern.

4.2.5 Importarzneimittel

Derzeit gültige Kassenverträge verpflichten uns, eine Importquote einzuhalten. Importarzneimittel gelten nach EU-Recht als gleiche Arzneimittel. Ärzte können auf ihrer Verschreibung nicht die Abgabe von Importen verhindern.

PRAXISTIPP

Generell gilt auch hier: Versuchen Sie den Importen positiv gegenüberzustehen. Wenn Sie selbst davon überzeugt sind, dass die Abgabe von Importen eine gute Sache ist, dem Gesundheitswesen Geld spart, der Apotheke vielleicht sogar mehr Gewinn bringt und eine gute Therapie für den Patienten bedeutet, dann haben Sie auch keine Schwierigkeit, Ihre Patienten von den Importarzneimitteln zu überzeugen.

Nun gibt es bei den Importen einige Schwierigkeiten:

Dadurch, dass nicht generell alle Patienten Importe erhalten müssen, sondern nur eine Quote erreicht werden muss, fehlt uns der letzte Nachdruck, dass wir gesetzlich zur Abgabe verpflichtet sind. Importarzneimittel sind zwar nach EG-Recht identisch mit den Originalarzneimitteln, letztendlich sind sie aber nichts anderes als Generika: der gleiche Wirkstoff in gleicher Dosierung ist mit Hilfe verschiedener Hilfsstoffe in eine Arzneiform gebracht. Der Wechsel von Original zu Import entspricht also einem Generikawechsel und damit einem Therapiewechsel und ist bei problematischen Wirkstoffen und problematischen Darreichungsformen von ärztlicher Seite besonders zu begleiten.

Importarzneimittel sind aufgrund der gestiegenen Nachfrage von Seiten des deutschen Markts nicht immer lieferfähig. Das heißt, der Patient erhält mal das Original, mal den einen, mal den anderen Import. Dieses Vorgehen ist therapeutisch nicht sinnvoll und verschlechtert die Compliance.

Trotzdem müssen Apotheken einen Weg aus dem Dilemma finden.

„Hier, bitte schön", überreichen Sie einem Patienten seine

Arzneimittel. „Was ist denn mit dieser Packung los? Die sieht ja ganz anders aus als beim letzten Mal!“, fragt der Patient verwundert nach. „Das kann sein“, antworten Sie. Es handelt sich hierbei um ein Arzneimittel, das im Auftrag des Originalherstellers im Ausland hergestellt wurde und dann nach Deutschland gebracht wurde, um es hier zu verkaufen. Deshalb hat es eine ausländische Verpackung. Eine Seite ist jedoch mit deutscher Beschriftung überklebt, damit Sie auch eindeutig wissen, was in dieser Packung steckt. Und innen befindet sich eine deutsche Packungsbeilage.“ „Und wo ist dabei der Vorteil?“, fragt der Patient verunsichert weiter. „Sie kennen das doch bestimmt am Beispiel der Autoindustrie. Im Ausland sind die Lohnkosten deutlich geringer, deshalb können im Ausland auch Arzneimittel billiger produziert werden. Dazu kommt, dass in anderen Ländern Arzneimittel deutlich niedriger besteuert werden. All dies bedeutet, dass importierte Arzneimittel auf dem deutschen Markt billiger angeboten werden können als deutsche. Das scheint zwar nicht logisch, aber irgendwie spart es trotz allem Geld. Und das wollen wir doch alle, oder?“

4.3 Arzneimittel ohne Rezept

Kunden kommen in die Apotheke und kaufen ihre Arzneimittel. Dabei unterscheiden sie nicht zwischen apothekenpflichtigen und verschreibungspflichtigen Arzneimitteln, sondern nur dazwischen, ob die Krankenkasse die Kosten wohl übernimmt und sie nur den Rezeptanteil zahlen müssen, oder ob die Krankenkasse sie nicht übernimmt, dann zahlen die Patienten es also ganz. Dass dabei ein Arztbesuch erforderlich ist, um die medizinische Indikation zu bestätigen, und ein Rezept vorliegen muss, dass die Apotheke mit der Abrechnungsstelle abrechnen kann, wollen sie oft nicht wahrhaben.

4.3.1 Alternativen anbieten!

„Ich hätte gerne Paspertin-Tabletten!“, sagt der Kunde Herr Bartmann. „Ja“, antworten Sie, „Paspertin ist ein sehr gut wirksames Magenmittel. Es ist so gut wirksam, dass es nur unter Kontrolle eines Arztes verwendet werden darf. Sie wissen sicherlich, dass Sie dazu ein Rezept brauchen?“ „Nein, das wusste ich gar nicht“, antwortet Herr Bartmann. „Aber das schreibt mir mein Hausarzt bestimmt auf, wenn Sie dafür ein Rezept brauchen! Wissen Sie, ich bin doch sowieso privat versichert und bezahle Ihnen das Medikament.“ Sie nicken und antworten freundlich aber bestimmt: „Es geht mir nicht darum, wer das Medikament bezahlt. Darum mache ich mir keine Sorgen. Es geht mir darum, dass nur der Arzt entscheiden und verantworten kann, ob dieses Arzneimittel für Sie in Frage kommt. Was haben Sie denn für Beschwerden?“

In dem sich jetzt anschließenden Beratungsgespräch stellt sich heraus, dass es ausreicht, wenn Herr Bartmann gegen seinen Magendruck zunächst einmal ein pflanzliches Magenmittel ausprobieren wird. Wenn die Beschwerden anhalten, wird er zum Arzt gehen, um die Ursache abklären zu lassen.

Arzneimittel sind Waren der besonderen Art. Für Kunden ist das nicht immer verständlich. Für sie sind Arzneimittel oft alltägliche Gebrauchsgegenstände, die sie nach ihren Vorstellungen einnehmen und anwenden. Sie glauben, Apotheken brauchten das Rezept, um den Arzneimittelpreis abzurechnen, dabei ist es doch so, dass Patienten das Rezept brauchen, um das Arzneimittel überhaupt ausgehändigt zu bekommen. Das heißt eben auch, nicht die Apothekenmitarbeiter müssen sich um ein Rezept kümmern, um die Abgabe zu legitimieren, sondern der Patient muss sich darum kümmern, um das Arzneimittel überhaupt zu erhalten.

Der Sinn der Apotheken- und der Verschreibungspflicht gerät häufig aus dem Fokus: es handelt sich um eine Maßnahme des Verbraucherschutzes!

Arzneimittel sind verschreibungspflichtig, wenn auch bei bestimmungsgemäßem Gebrauch Patienten gefährdet werden können. Nur ein Arzt kann die Anwendung verantworten und überwachen.

Apothekenpflicht (§ 43 AMG (1)) Arzneimittel dürfen nur in Apotheken in Verkehr gebracht werden, es sei denn, sie sind ausdrücklich für den Verkehr außerhalb der Apotheken zugelassen.

Ausnahmen von der Apothekenpflicht (§ 44 u. 45 AMG) Arzneimittel können von der Apothekenpflicht ausgenommen werden, „soweit nicht durch ihre Freigabe eine unmittelbar oder mittelbare Gefährdung der Gesundheit … insbesondere durch unsachgemäße Behandlung zu befürchten ist."

Verschreibungspflicht (§ 48 AMG) Arzneimittel sind verschreibungspflichtig, wenn sie „die Gesundheit … auch bei bestimmungsgemäßem Gebrauch … gefährden können, wenn sie ohne ärztliche … Überwachung angewendet werden" oder wenn sie „häufig … nicht bestimmungsgemäß gebraucht werden und dadurch die Gesundheit … gefährdet werden kann".

Kunden, die ein Arzneimittel ohne Rezept kaufen wollen, sehen die Risiken der Arzneimittelanwendung nicht.

Es gibt drei typische Situationen, in denen Patienten ein verschreibungspflichtiges Arzneimittel ohne Rezept kaufen wollen:

- Unwissenheit – Kunden wissen nicht, dass für dieses Arzneimittel ein Rezept notwendig ist.
- Bequemlichkeit – Kunden wollen sich den Weg zum Arzt sparen.
- Hilflosigkeit – Kunden haben es versäumt zum Arzt zu gehen und der Arzt ist im Moment nicht erreichbar.

Kunden, die aus Unwissenheit nach einem verschreibungspflichtigen Arzneimittel fragen, akzeptieren sofort, die alternativen Lösungen, die Sie Ihnen bieten, nämlich

- eine apothekenpflichtige, verschreibungsfreie Alternative zu wählen, mit der sie ihre Beschwerden genauso oder ähnlich gut behandeln können,
- ihren Hausarzt aufzusuchen, um sich ein Rezept ausstellen zu lassen,
- bei akuten Beschwerden, die aus dem Bereich der Selbstmedikation herausfallen, den Notarzt aufzusuchen oder zum Vertretungsarzt zu gehen.

Frau Orlow möchte Codein-Kapseln. „Ein gutes Mittel, aber dieses Mittel ist verschreibungspflichtig. Sie brauchen dafür ein Rezept.“ „Ach so“, antwortet Frau Orlow, „Das wusste ich gar nicht. Wissen Sie, die Kapseln sind seit Jahrzehnten immer bei uns in der Hausapotheke. Mein Arzt schreibt mir die immer auf.“ „Was haben Sie denn für Beschwerden? Gegen Erkältungssymptome gibt es auch gut wirksame Mittel, die Sie ohne Rezept bekommen können. Ich berate Sie gerne.“

Kunden, die aus Bequemlichkeit kommen, ersparen sich den Weg zum Arzt. Sie wissen sehr wohl, dass der „korrekte“ Weg über den Arzt geht, sie glauben aber, es sei Zeitverschwendung, beide Wege auf sich zu nehmen. Bedenken Sie: diese Kunden „stehlen" Ihre Zeit, um selbst eigene zu sparen. Wollen Sie sich darauf einlassen? Bei akuten Beschwerden bleibt auch diesen Patienten nichts übrig als sich entweder mit einer apothekenpflichtigen Alternative zu behandeln oder einen Arzt aufzusuchen, der eine Diagnose stellt und seine Therapie festlegt.

4.3.2 Kontakt zum Arzt

Häufig sind es allerdings Medikamente für die Langzeittherapie.

Frau Klein benötigt wieder einmal die Pille: „Sie müssen sie mir so ohne Rezept geben! Ich brauche sie doch morgen früh! Und ich schaffe es nicht mehr zum Arzt!" „Nein", bestätigen Sie sie, „heute schaffen Sie das wohl nicht mehr. Es ist ja schon später Nachmittag. Aber heute Morgen oder gestern hätten Sie ja vielleicht noch Zeit gehabt. Haben Sie denn schon in der Frauenarztpraxis angerufen und um ein Rezept gebeten?" „Nein", windet sich Frau Klein, „da sagen die mir sowieso wieder, dass ich erst zu einer Untersuchung kommen muss und dass sie mir kein Rezept ohne Untersuchung geben wollen." „Ja", antworten Sie, „das ist auch gut so. Die regelmäßigen Untersuchungen sind zu Ihrem Nutzen, nicht zum Nutzen des Arztes. Vielleicht ist ja die Praxis noch besetzt und ich kann telefonisch abklären, ob ich Ihnen eine Packung mitgeben darf. Wer ist denn Ihr Frauenarzt?" Sie holen sich die telefonische Bestätigung der Praxis ein.

Mit der telefonischen Rücksprache haben Sie sich abgesichert, obwohl diese Form der Abgabe ohne Verschreibung so in der Verschreibungsverordnung nicht vorgesehen ist. Arzneimittel dürfen von den pharmazeutischen Mitarbeitern einer Apotheke auch ohne Vorliegen einer Original-Verschreibung an den Patienten abgegeben werden,

- wenn es sich um einen dringenden Fall handelt,
- wenn der Arzt (Zahnarzt, Tierarzt) den Apotheker bzw. Mitarbeiter vorher unterrichtet hat, und
- wenn der Apotheker bzw. Mitarbeiter sich Gewissheit über die Person des Arztes (Zahnarztes, Tierarztes) verschafft hat.

Nur in dringenden Fällen kann also nach Rücksprache mit dem Arzt eine Ausnahme gemacht werden. In allen anderen Fällen, muss der Patient eine Verschreibung vorlegen. Wenn alle Apothekenmitarbeiter diese Verordnung einhalten und konsequent befolgen, kann der Patient freundlich „umerzogen" werden, sich selbst rechtzeitig um seine Verschreibung zu kümmern.

4.3.3 Gefahr im Verzug

Oft haben die Kunden es versäumt, zum Arzt zu gehen und der Arzt ist im Moment nicht erreichbar. Hier spielt natürlich auch manchmal die Bequemlichkeit des Kunden eine Rolle. Oft ist es aber eine Situation, in der der Kunde sich hilflos fühlt und von der Apotheke Hilfe erwartet. Die Hilfe kann verschieden aussehen. Ist der Kunde ein Stammkunde der Apotheke, haben Sie die Information seiner regelmäßigen Medikation in der Patientendatei und handelt es sich um ein Arzneimittel, das für seine Dauertherapie notwendig ist, besteht die Möglichkeit in einem Ausnahmefall die Verantwortung für die Abgabe zu übernehmen.

Der korrekte Weg geht allerdings über einen ärztlichen Notdienst oder Vertretungsarzt, der dem Patienten das notwendige Medikament verordnet.

Der Apotheker befindet sich hier in einem Dilemma. In lebensbedrohlichen Situationen ist der Apotheker verpflichtet, ein verschreibungspflichtiges Arzneimittel herauszugeben, um vom Patienten Schaden abzuwenden. Stirbt ein Patient z. B. an einem Asthmaanfall und hat der Apotheker ihm die Abgabe seines Asthmamittels verweigert, so ist der Apotheker haftbar. Erleidet der Patient allerdings einen Schaden, der auf die Einnahme dieses Medikaments zurückgeführt werden kann, ist der Apotheker dafür haftbar, weil er sich über die Grenzen seiner Kompetenz hinweggesetzt hat. Beispiele sind hier ein Herzinfarkt nach der Einnahme eines Nitrosprays, der Suizidversuch mit einer Überdosis Schlaftabletten oder auch die tiefe Venenthrombose nach Einnahme der Antibabypille, jeweils ohne aktuell vorliegendes Rezept.

Es ist ganz schön schwer, dem Kunden „Nein!“ zu sagen und ihm die Abgabe zu verweigern. Verfallen Sie nicht in den Fehler, zu denken, was der Arzt kann, kann ich schon lange, oder der Arzt macht ja auch nichts anderes, als das Rezept zu unterschreiben.

- Sie können die Indikation für die Verwendung eines verschreibungspflichtigen Arzneimittels nicht stellen, weil Sie keine ärztlichen Untersuchungen durchführen können.
- Sie können ebenso wenig die Kontraindikationen ausschließen. Sie haben keine Labordaten des Patienten, kennen keine Diagnosen.
- Auch wenn das Arzneimittel in der Vergangenheit wiederholt für den Patienten verordnet wurde, heißt das nicht, dass die Voraussetzungen immer noch stimmen: das Arzneimittel kann in der Zwischenzeit durch Facharztgesellschaften eine neue Nutzen-Risiko-Bewertung erhalten haben (Beispiel Hormontherapie im Klimakterium) oder der Patient soll aufgrund von aktuellen Labordaten auf eine andere Therapie umgestellt werden.

- Falls der Arzt ohne weitere Kontrollen ein Arzneimittel verschreibt und der Patient zu schaden kommt, liegt es in der Verantwortung des Arztes. Können und wollen Sie für einen gesundheitlichen Schaden des Patienten die Verantwortung übernehmen?

Machen Sie sich diese Argumente im Apothekenteam deutlich. Letztlich entscheidet im Apothekenalltag der leitende Apotheker, ob eine Abgabe ohne Rezept erfolgen kann oder nicht. Entscheiden Sie nicht aus Gutwilligkeit oder unter Druck, weil Sie glauben, Sie seien es dem Kunden schuldig.

PRAXISTIPP

So reagieren Sie auf eine Anfrage nach einem rezeptpflichtigen Arzneimittel

- Bieten Sie dem Kunden zur Behandlung akuter Beschwerden, wenn möglich, apothekenpflichtige Alternativen an.
- Versuchen Sie mit seinem behandelnden Arzt zu telefonieren.
- Schicken Sie ihn zum Hausarzt oder zum behandelnden Arzt.
- Nennen Sie ihm die Adresse des diensthabenden Notarztes bzw. Vertretungsarztes.

Wie gut die Absage funktioniert, wenn alle Apothekenmitarbeiter sich an die Vorgaben halten und an einem Strang ziehen, sieht man am Beispiel der Abgabe eines Betäubungsmittels. Durch die zusätzlichen gesetzlichen Auflagen des Betäubungsmittelgesetzes, gilt hier für alle Mitarbeiter die Abgabe eines BtM ohne Rezept als absolut unmöglich. Es kommt einfach nicht in Frage, wegen der Unwissenheit oder Bequemlichkeit des Patienten zu riskieren, gegen das Betäubungsmittelgesetz zu verstoßen. Schließlich gilt die Abgabe eines Betäubungsmittels ohne BtM-Rezept als besonders schwere Straftat und kann gem. § 29 Abs. 3 BtMG mit Freiheitsstrafe von mehreren Jahren belegt werden. Als Täter gilt hier derjenige Mitarbeiter, der das Arzneimittel tatsächlich abgegeben hat, also der Apothekenleiter selbst oder einer seiner Mitarbeiter bzw. Mitarbeiterinnen, ob PTA, PKA oder Hilfskraft.

MERKE

Wenn sich alle einig sind, fällt es leicht, ein berechtigtes „Nein" auszusprechen.

4.4 Preisverhandlungen mit dem Kunden

Apothekenpreise gelten in der allgemeinen Vorstellung als hoch und überteuert. „Das sind ja Preise wie in der Apotheke!" ist zum geflügelten Wort geworden. Eine neue Arzneimittelpreisverordnung und Herausnahme der Erstattung nicht-verschreibungspflichtiger Arzneimitteln durch die gesetzlichen Krankenversicherungen führen dazu, dass Patienten immer mehr bezahlen müssen; freie Preisgestaltung von apothekenpflichtigen Arzneimitteln und die Möglichkeit der Rabattgewährung zwingen immer häufiger zu Preisverhandlungen mit dem Kunden. Im Gespräch gilt es, die Arzneimittelpreise selbstbewusst zu vertreten und sich nicht auf ein Preisniveau drücken zu lasen, das ins betriebswirtschaftliche Aus führt.

4.4.1 Preise „wie in der Apotheke"!

„Wie teuer soll diese Salbe sein? 11 €? Das wären ja 22 DM! So viel?" – „Das sind ja wieder typische Apothekenpreise!" – „Ich habe mir extra viel Geld eingesteckt! Ich kenne ja die Arzneimittelpreise!"

Solche Bemerkungen über angeblich zu hohe Preise sind wir gewohnt. Das Vorurteil über hohe Apothekenpreise stammt aus Zeiten, als es keine einheitliche Arzneimittelpreisverordnung gab. In dieser Zeit konnte jeder Apotheker selbst Verkaufspreise für Arzneimittel festsetzen. Wahrscheinlich haben manche Apotheker versucht, möglichst hohe Preise von ihren Kunden zu fordern. Solange Kunden bereit und in der Lage sind, die Preise zu zahlen, liegt es in der Natur des Geschäfts, so viel Gewinn wie möglich zu erwirtschaften. Seit 1980 (letzte Änderung 27.3.2014) gilt allerdings eine Arzneimittelpreisverordnung, die u. a. die Großhandels- und Apothekenzuschläge, die Notdienstgebühr und die Rezepturpreise festschreibt. Die Betriebshandelsspanne deutscher Apotheken (Rohertrag) lag im Jahr 2014 bei unter 15 % und liegt dabei im europäischen Vergleich mit anderen Apotheken und im Vergleich mit anderen Branchen äußerst niedrig. Dieser Tatsache sollten Sie sich bewusst sein, wenn Sie „Apothekenpreise" rechtfertigen wollen.

Die Umstellung unseres Währungssystems auf den Euro hat uns alle zusätzlich verunsichert, so dass die Bewertung der Preishöhe umso schwieriger ist.

■ **PRAXISTIPP**

Wie gehen Sie am besten mit Kritik an Preisen um?

Zustimmen: Meist sind Kunden zwar verärgert über die allgemein hohen Preise, sie akzeptieren sie jedoch wenn auch murrend. Jede Ware hat ihren Preis. Beim Bäcker wundern wir

uns auch über die Preise von Brötchen, Brot und Gebäck und bezahlen sie schließlich kopfschüttelnd.
„Wie teuer soll diese Salbe sein? 11 €? Das wären ja 22 DM!", fragt die Kundin ungläubig. „Ja", können Sie antworten, „ungeheuer, wie teuer alles geworden ist, nicht wahr?"

Relativieren: Hohe Preise lassen sich relativieren, wenn man entweder die Kostenersparnis im Vergleich zu mehreren kleineren Packungen vorrechnet oder den Preis auf die Tagestherapiekosten herunterkalkuliert.
„11 € sind viel Geld auf einmal, aber mit der großen Packung kommen Sie ja auch einige Wochen aus. Sie könnten natürlich auch eine kleinere Tube kaufen. Aber wenn Sie die Salbe längere Zeit anwenden wollen, dann sparen Sie an der großen Tube 2 €."
„19,40 € hört sich jetzt viel an, aber mit diesen 50 Kapseln kommen Sie ja auch fast zwei Monate aus. Das sind knapp 40 ct pro Tag. Das gibt man schnell für unwichtigere Ding aus, oder?"

Verantwortung abschieben: Wegen der staatlichen Preisfestsetzung hat ein Apotheker keinen Einfluss auf die Preiskalkulation für verschreibungspflichtige Arzneimittel. Also können Sie sich zurücklehnen: „Nicht wir machen die Preise! Die Preise geben die Hersteller und die gesetzlichen Aufschläge vor." Das gleiche gilt für die Festsetzung der Zuzahlung: „Sie haben die Diskussion um die Höhe der neuen Rezeptzuzahlungen bestimmt auch verfolgt. Letztendlich geht es darum, dass Sie als Patient mehr zuzahlen, damit Ihre Krankenkasse an Ausgaben sparen kann. Wir in der Apotheke haben den schwarzen Peter und müssen Ihnen das Geld abnehmen. Das wurde in der neuen Gesundheitsreform so ausgehandelt. Und wir beide können nichts daran ändern."

Nun gilt seit 2004 eine neue Arzneimittelpreisverordnung für verschreibungspflichtige Arzneimittel, die von den prozentualen Apothekenzuschlägen auf eine Kombination von Beratungshonorar plus niedrigem Aufschlag von 3 % setzt.

Betrachtet man alle Arzneimittel, die zu Lasten der GKV abgegeben werden, bleibt der Rohertrag für Apotheken relativ konstant bei unter 20 %, im Jahr 2014 bei ca. 15 %. Das bedeutet übrigens, in einer durchschnittlichen Apotheke entspricht die Höhe des Rohertrags ziemlich genau der Höhe der steuerlich abzugsfähigen Kosten, also dient dieser Rohertrag nur zur Deckung der betriebsbedingten Kosten.

MERKE

Apotheken machen – im Schnitt – keinen Gewinn bei der Versorgung GKV-versicherter Patienten.

Ziel dieser geänderten Arzneimittelpreisverordnung ist es, bei steigenden Herstellerpreisen die Apothekenspanne niedrig zu halten und damit die GKV-Ausgaben im Zaum zu halten. Nebeneffekt ist es zudem, dass Apotheken aus betriebswirtschaftlichen Gründen keine teureren Arzneimittel mehr bevorzugt abgeben müssen, wegen des niedrigen prozentualen Aufschlags bringen günstigere Generika nahezu den gleichen Rohertrag.

Diese unübersichtlichen Berechnungen sind nur schwer verständlich. Was bedeutet das für Ihre Preisgespräche? Verlieren Sie sich nicht in Rechtfertigungen und Berechnungen, sondern bringen Sie die zentralen Folgen der Gesundheitsreform auf den Punkt.

Patienten beschweren sich: „Meine Arzneimittel sind so teuer geworden! Da muss es Ihnen als Apotheker ja wohl gut gehen!“ Sie können antworten: „Sie wissen wie Gesundheitspolitik funktioniert. Letztendlich führt immer alles zu denselben Ergebnissen: Sie als Patient zahlen mehr, wir Apotheken verdienen weniger und die Krankenkassen sparen unser Geld."

4.4.2 Bekomme ich das nicht billiger?

Nach einem ausführlichen Beratungsgespräch zum Thema Einschlafstörungen empfehlen Sie einer Kundin ein hochdosiertes Baldrianpräparat. „Puh", sagt die Kundin, als Sie ihr den Preis nennen, „das ist aber viel Geld. Gibt es das nicht günstiger?" „Natürlich gibt es auch günstigere Arzneimittel, die gegen Schlafstörungen angeboten werden. Aber die enthalten entweder einen chemischen Wirkstoff, der den Schlafrhythmus stark verändert, oder eine viel zu geringe Menge an Baldrianextrakt. Manchmal gibt es ja vom selben Wirkstoff günstigere Anbieter. Das ist in Ihrem Fall aber nicht so." „Ach so, na dann bleibt mir wohl nichts anderes übrig, als das Geld zu investieren..."

PRAXISTIPP

Preisdiskussionen

Lassen Sie sich nicht durch den Einwand, ein Arzneimittel sei teuer, von Ihrer Empfehlung abbringen. Qualität geht vor Preis! Wenn Sie an dieser Stelle mit Ihrer Argumentation einknicken, wirkt die erste Empfehlung unglaubwürdig.

Ein Kunde fragt nach einem bekannten Schmerzmittel. Sie holen es ihm und nennen ihm den Preis. „Was? So teuer?", ruft der Kunde überrascht. „In der Nachbarstadt habe ich die Tabletten für fast den halben Preis gesehen!"

Mit Inkrafttreten des GMG 2004 sind die Preise für apothekenpflichtige Arzneimittel frei kalkulierbar und nicht mehr an eine Arzneimittelpreisverordnung gebunden. Die Idee hinter dieser Änderung ist, dass Apotheker aus Gründen des Wettbewerbs Arzneimittel zu Angebotspreisen anbieten können. Wenn man bedenkt, dass der GKV-Rezeptumsatz schon keinen Gewinn mehr abwirft, ist es ein fragwürdiges Unternehmen, freiwillig auf den einzig möglichen Gewinn in der Selbstmedikation zu verzichten. Trotzdem ist es in der Zwischenzeit üblich, mit Angebotspreisen auf sich aufmerksam zu machen.

MERKE

Für den Gewinn einer Apotheke ist die Preiskalkulation in der Selbstmedikation entscheidend.

Wie wollen Sie hier reagieren? Es ist üblich, sich bei Bedarf Schmerztabletten zu kaufen. Wenn der Kunde jetzt Kopfschmerzen hat, wird ihm der Weg in die Nachbarstadt zu weit sein. Trotzdem ist es wichtig zu zeigen, dass auch Sie Angebote haben. „Diese Kopfschmerztabletten haben wir zurzeit nicht im Angebot. Stattdessen kann ich Ihnen diese hier anbieten." In der Zwischenzeit greift immer mehr die „Best-Price-Garantie" um sich. Wenn der Kunde einen aktuellen Angebotsflyer von einer Konkurrenzapotheke (im relevanten Einzugsgebiet) vorlegt, bezahlt er bei Ihnen auch nur diesen Angebotspreis. Betriebswirtschaftlich ist dieses Vorgehen fatal, marketingtechnisch jedoch perfekt.

Machen Sie sich Ihre Preisgestaltung bewusst und geben Sie bei der Preiskalkulation klare Regeln vor: Aufschläge von unter 20 % auf den Einkaufspreis decken nur die laufenden Kosten, bringen also keinen Gewinn. Bei günstigen Arzneimitteln gibt es meist genauso viel Beratungsarbeit wie bei teureren Arzneimitteln, also muss der Aufschlag bei niedrigpreisigen Arzneimitteln größer sein. Die alte Arzneimittelpreisverordnung beinhaltet ein gestaffeltes Aufschlagsystem, das sich bei der Preisgestaltung bewährt hat. Die sich daraus ergebenden Rohgewinne sind nicht übertrieben hoch (◻ Tab. 4.1). Peilt man ein Beratungshonorar von 8,10 € pro Arzneimittelpackung an, so wird das erst bei Arzneimitteln mit einem Verkaufspreis über 30 € erreicht.

◻ **Tab. 4.1** Apothekenspannen nach alter AMPreisV (1978)

Einkaufspreis eines Fertigarzneimittels	Festzuschlag nach AMPreisV 1978	Verkaufspreis (inkl. 19 %-MWSt)	Rohgewinn
2,00 €	62 %	3,86 €	1,24 €
5,00 €	57 %	9,34 €	2,85 €
10,00 €	48 %	17,61 €	4,80 €
15,00 €	43 %	25,53 €	6,45 €
25,00 €	37 %	40,76 €	9,25 €
50,00 €	30%	77,35 €	15,00 €

PRAXISTIPP

Preiskalkulationen

- Seien Sie nicht billig, sondern preiswert!
- Kalkulieren Sie die Preise für apothekenpflichtige Arzneimittel nach betriebswirtschaftlichen Gesichtspunkten. Kostendeckende Preise reichen nicht aus, um eine Apotheke erfolgreich zu führen.
- Machen Sie sich und vor allem den Kunden den Wert der Arzneimittel bewusst. Ihre Kunden kaufen keine kleinen

weißen Tabletten, sondern Gesundheit und Lebensqualität. Arzneimittel und Hilfsmittel sind „Waren der besonderen Art"!

Die Freigabe der Apothekenpreise bedeutet auch, dass einige Arzneimittelpreise angehoben werden können, um den Gewinn im Schnitt zu halten.

Wenn der benachbarte Apotheker oder der Apotheker der Nachbarstadt also ein bestimmtes Arzneimittel mit weitaus geringeren Aufschlägen verkauft, können Sie Ihre Kundenantwort je nach Ihrer Preispolitik und Ihrer Schlagfertigkeit vorbereiten.

„Der Kollege kauft dieses eine Arzneimittel vielleicht zu sehr günstigen Preisen direkt beim Hersteller ein und gibt seine Herstellerrabatte an Sie als Kunden weiter. Das machen wir auch bei ... (Beispielprodukte). Da wir dieses bestimmte Arzneimittel, wonach Sie gefragt haben, aber normal über den Großhandel bestellen, können wir in dem Fall den Preis nicht halten."

„Der Kollege legt zu jeder verkauften Packung noch Geld dazu, um Kunden anzuwerben. Dafür muss er andere Arzneimittel teurer verkaufen, um diesen Verlust wieder aufzufangen. Wenn Sie ihm alle Packungen für diesen geringen Preis abkaufen und nichts anderes, dann kann er seinen Betrieb nicht wirtschaftlich führen und müsste bald Konkurs anmelden. Wir halten uns an die empfohlenen Verkaufspreise. Darauf können Sie sich verlassen."

„Vielleicht legt der Kollege Wert darauf, möglichst viel zu verkaufen, wenn er auch an jeder einzelnen Packung nicht viel verdient. Mir geht es nicht darum, Ihnen so viel wie möglich zu verkaufen, sondern darum, dass Sie das Richtige bekommen.

Mein Ziel ist es nicht, so viele Kunden wie möglich abzufertigen, sondern ich möchte dafür Zeit haben, Sie gut zu beraten und alle Ihre Fragen zu beantworten."

„Ich möchte Ihnen eine Vorstellung davon geben, was eine Apotheke an Gewinn bringt. Von einem Arzneimittel, das ich Ihnen für 100 Euro verkaufe, bleiben nach Abzug aller Kosten im Schnitt 50 Cent an reinem Gewinn übrig. Von dieser Salbentube hier für 13,50 Euro bleiben also ungefähr 7 Cent an Gewinn. Darf ich Ihnen meinen Gewinn als Rabatt anbieten?"

„Ach, Sie wollen handeln? Das hätten Sie mir eher sagen müssen, dann hätte ich beim doppelten Preis angefangen, damit ich etwas zum Nachlassen habe!"

- Arzneimittel sind ihren Preis wert und Ihre Serviceleistungen sind die besten „Zugaben", die man sich denken kann.
- Stehen Sie zu Ihren kalkulierten Preisen, die Aufschläge sind für Sie und Ihre Kollegen betriebswirtschaftlich notwendig.
- Qualität geht vor Quantität. Das richtige Arzneimittel mit der richtigen Beratung abgegeben schafft einen zufriedenen Kunden.

4.4.3 Sinnvoll und hilfreich statt „ausreichend, zweckmäßig und wirtschaftlich"?

Zu den Änderungen durch Gesundheitsreformen gehörte es auch immer, Arzneimittel aus der Erstattungspflicht der Krankenkassen herauszunehmen. So werden seit 1989 keine „Bagatellarzneimittel" für Erwachsene erstattet, z. B. Mittel gegen Erkältungsbeschwerden müssen sich Patienten schon seit Jahren selbst kaufen. In den 90er Jahren kamen z. B. die Venenmittel hinzu und nun sind mit dem GMG 2004 alle apothekenpflichtigen Arzneimittel betroffen.

„Wie kann denn das sein?", fragt eine aufgeregte Kundin, „vor einem Monat hat mir mein Arzt noch Johanniskraut gegen meine innere Unruhe verschrieben, und jetzt soll das medizinisch nicht mehr notwendig sein? Soll ich denn lieber starke Psychopharmaka einnehmen?"

„Ist denn der Cimicifuga-Extrakt doch nicht wirksam gegen meine Wechseljahrsbeschwerden? Warum hat mir mein Arzt den denn jahrelang verschrieben? Ich möchte doch keine Hormone einnehmen!"

Patienten werden seit Jahren verunsichert. Manchmal verordnet ihr Arzt ihnen ein bestimmtes Arzneimittel, manchmal nicht; der eine Arzt verschreibt es noch, der andere schon nicht mehr; der eine Patient bekommt es zu Lasten der Krankenkasse, der andere nicht.

- Die GKV beschränkt sich seit Jahren nur auf eine „ausreichende, zweckmäßige und wirtschaftliche" medizinische Versorgung.
- Die Kostenübernahme durch die GKV hat nichts mit der Wirksamkeit oder Unwirksamkeit einer Therapie zu tun. Sie hat auch nichts damit zu tun, ob eine Therapie nach therapeutischen Gesichtspunkten notwendig ist oder nicht. Sie hat einzig und allein finanzielle Gründe.
- Eine sinnvolle Arzneitherapie richtet sich nach den Therapieleitlinien der Fachgesellschaften der Ärzte und vorliegenden klinischen Studien in Bezug auf Wirksamkeit und Unbedenklichkeit von Arzneimitteln.

Johanniskraut steht auf dem Arzneimittelmarkt in einer apothekenpflichtigen, nicht verordnungsfähigen und einer verschreibungspflichtigen Variante zur Verfügung. Die Kosten für die verschreibungspflichtigen Präparate werden bei vorliegender Indikation „mittelschwere Depression“ von den Krankenkassen übernommen. Nach Rücksprache mit dem Arzt entscheidet dieser sich für ein grünes Rezept und die Verordnung eines apothekenpflichtigen Präparats.

Der aufgeregten Patientin können Sie antworten: „Ihnen hilft das Johanniskraut gut, nicht wahr?“ Die Kundin nickt. „Ihnen geht es viel besser als vor Beginn der Therapie, nicht wahr?“ Die Kundin nickt. Auf Nachfrage erfahren Sie, dass sie es seit drei Monaten einnimmt. Sie erklären ihr die übliche Dauer einer Therapie mit Johanniskraut als ausgleichendes, stimmungsaufhellendes Mittel und legen mit ihr zusammen fest, dass es sinnvoll ist, die Behandlung noch mindestens drei Monate weiterzuführen. Die Kundin erkennt den Vorteil der Therapie und entschließt sich trotz des recht hohen Preises für die Fortsetzung der Behandlung.

Die Frau mit Wechseljahrsbeschwerden erzählt Ihnen auf Nachfrage, dass sie die Cimicifuga-Tabletten jetzt schon zwei Jahre lang nimmt. Seit einigen Monaten hat sie keine Beschwerden mehr. Sie führt das auf die Tabletten zurück. Vielleicht liegt es aber daran, dass die Zeit des hormonellen Wechsels und damit die Beschwerden langsam ausklingen. Sie wird die Tabletten absetzen und beobachten, wie sie sich in den nächsten Wochen fühlt.

4.5 Beschwerdemanagement – Probleme gemeinsam lösen

Nicht immer läuft ein Beratungsgespräch reibungslos von der Begrüßung über die Bedarfsabfrage bis zur Empfehlung und Verabschiedung. Manchmal scheitert ein solches Gespräch schon daran, dass wir das Arzneimittel nicht auf Lager haben. Typische Standardsituationen in Apotheken bergen Schwierigkeiten in sich.

4.5.1 Das richtige Arzneimittel in der richtigen Stärke? – Verschreibungsfehler und Co.

Das unleserliche Rezept

Sie erhalten ein handgeschriebenes Rezept von einem Patienten und betrachten es prüfend. Bei bestem Willen, Sie können die Handschrift nicht lesen! Der Patient wird Ihrem Blick entnehmen, dass Sie verunsichert sind. Machen Sie daraus kein Geheimnis: „Ich kann die Handschrift Ihres Arztes schlecht lesen. Hat er mit Ihnen darüber gesprochen, was er Ihnen aufschreiben wollte?“

Häufig kommen Sie so zur schnellsten Lösung des Problems. Sie müssen nicht alle Probleme selbst lösen! Wenn Sie sich nicht sicher sind, die Handschrift korrekt zu entziffern, fragen Sie den Patienten. Er kann Ihnen mit dem Hinweis auf Anwendungsart oder Packungsgröße oft weiterhelfen. Seien Sie offen und fragen Sie auch Ihre Kollegen. Manchmal kann ein Kollege die für sie unleserliche Schrift problemlos entziffern. Wenn aber weiterhin Unsicherheit bestehen bleibt, hilft nur der Anruf beim Arzt zwecks Rückfrage, vielleicht schreibt er dann beim nächsten Mal etwas deutlicher.

MERKE
Holen Sie sich Hilfe, Sie müssen nicht alle Probleme selber lösen!

Unleserliche Rezepte gibt es natürlich auch bei Computerbedruckung. Ein falscher Anfangsbuchstabe, ein vertauschter Vokal, schon kennt Ihr Computerprogramm dieses Arzneimittel nicht. Auch hier hilft als erstes die Rückfrage beim Patienten.

Arzneimittel außer Handel

Bei der Belieferung eines Rezepts stoßen Sie auf ein Arzneimittel, das außer Handel ist. „Der Arzt wollte Ihnen ein Mittel gegen Gallenbeschwerden verordnen?“, fragen Sie die Patientin. „Ja, sicher“, antwortet die Patientin, „die Tropfen nehme ich schon seit Jahrzehnten.“ „Das stimmt, es handelt es sich um ein jahrzehntelang bewährtes Mittel. Im Moment wird es allerdings nicht mehr hergestellt, wir können es Ihnen nicht bestellen. Wie dringend brauchen Sie es?“

Durch die Frage nach der Dringlichkeit haben Sie ein wenig Zeit bekommen, nach Alternativen zu suchen. Wenn es dringend ist, werden Sie jetzt gemeinsam mit der Patientin recherchieren, welche wirksamen Bestandteile das Arzneimittel ausgemacht haben und welche Alternativen der Markt anbietet, und schließlich beim Arzt anrufen, um die Zustimmung für eine Änderung einzuholen.

MERKE
Bieten Sie dem Arzt gleich Alternativen an! Sie ersparen ihm Zeit und Arbeit!

Verschreibungsfehler oder Änderungen in der Therapie

Sie kommen mit vier Arzneimitteln zum Patienten zurück. Der überfliegt die Packungen mit einem Blick und meckert los: „Was soll das denn sein? Das ist ja völlig falsch!“ Sie kontrollieren sofort, ob Sie beim Zusammensuchen der Arzneimittel einen Fehler gemacht haben oder ob Ihre Arzneimittel mit den verordneten übereinstimmen. Jetzt können Sie fragen: „Welches Arzneimittel haben Sie denn erwartet?“

Die möglichen Antworten sind vielfältig. Das Thema Rabattaustausch ist bereits in Kap 4.2 ausführlich behandelt worden. Das Arzneimittel ist z. B. in einer anderen Stärke verordnet worden: Sie werden per Telefon nachfragen, ob es eine gewünschte Therapieänderung ist oder ein Versehen. Der Arzt hat auf ein neues Generikum umgestellt: auch hier können Sie bei Unsicherheit per Telefon nachfragen oder gleich die Erklärung zur Gleichwertigkeit der wirkstoffgleichen Arzneimittel übergehen. Die Verpackung hat sich geändert: ein Ärgernis, was immer wieder zur Verunsicherung auf allen Seiten führt, Sie werden es dem Patienten erklären. Der Patient erhält ein unerwartetes Arzneimittel, vielleicht hat der Patient dem Arzt nicht zugehört, als der ihm seine Verordnung erklärte; vielleicht hat der Arzt auch tatsächlich keine Erklärung dazu abgegeben; vielleicht handelt es sich um eine Verwechslung. In jedem Fall muss Rücksprache mit dem Arzt gehalten werden; am besten ist es hier, wenn der Patient selbst mit dem Arzt spricht.

MERKE

Nehmen Sie Einwände, Zweifel und Kritik des Patienten ernst! Durch diese Reaktionen können Verschreibungsfehler oder mangelnde Information des Patienten aufgedeckt werden!

4.5.2 Sie haben mir das falsche Arzneimittel geliefert! – Reklamationen annehmen

„Sie! Ja, genau Sie wollte ich sprechen!“, laut poltert Herr Grämberg Sie an. „Sie haben mir beim letzten Mal ein falsches Medikament geliefert! Wollen Sie mich umbringen oder was!“

Ein Kunde, der reklamiert, erscheint meist aggressiv und weckt in uns negative Gefühle. Dabei sollten wir uns freuen, dass er zu uns kommt. Die meisten Kunden, die enttäuscht worden sind, kommen gar nicht in die Apotheke zurück. Der reklamierende Kunde gibt uns die Chance, seinen Ärger wieder gutzumachen. Grund genug, uns seiner Reklamation mit Engagement zu widmen. Untersuchungen zeigen, dass professionell abgewickelte Kundenreklamationen die Kundenbindung erhöhen.

Denken Sie daran, der Kunde kommt, weil er sich geärgert hat und eine Wiedergutmachung sucht. Es geht nicht um die Schuldfrage oder die Berechtigung der Reklamation, sondern darum, dem Kunden Verständnis zu zeigen für seine Verärgerung und schließlich möglichst zügig eine Lösung zu bieten.

MERKE

Reklamationen sind meist schwierige Situationen, weil dabei starke Gefühle eine große Rolle spielen.

Herr Grämberg führt sich auf, als sei er der böse Vater oder der strenge Lehrer, der seinen Zögling zur Rechenschaft ziehen muss. Darauf reagieren Sie sofort mit Widerspruch: So lasse ich doch nicht mit mir reden! Was bildet der sich ein?

Kritik anzunehmen ist eine Kunst für sich. Häufig wird Kritik so formuliert, als richte sie sich gegen eine Person, dabei ist es meist Kritik an einem Verhalten oder einer Sache. Auf persönliche Kritik reagieren Sie sofort mit Verteidigung: Das war ich bestimmt nicht! Da hätten Sie ja auch selber aufpassen können!

Wenn Ihnen ein Fehler vorgeworfen wird, reagieren Sie vielleicht auch mit Schuldgefühlen und Selbstzweifeln: Wie konnte mir das passieren! Was bin ich doch unkonzentriert! Eventuell kommt noch Angst dazu, vor dem Chef schlecht dazustehen: Hoffentlich merkt es nicht!

PRAXISTIPP

Umgang mit Kritik!

- Atmen Sie erst einmal tief durch und zählen Sie mindestens bis drei.
- Stellen Sie sich dabei aufrecht und gerade hin. Belasten Sie beide Beine. Nehmen Sie einen Standpunkt ein, beziehen Sie Stellung.
- Dann fragen Sie in neutralem Ton: „Worum geht es genau?", „Wann haben Sie das Arzneimittel erhalten?", „Welcher Arzt hat es Ihnen verschrieben?" Versuchen Sie die Hintergründe der Reklamation zu klären.
- Bestätigen Sie, dass Sie seinen Ärger oder seine Sorge gut verstehen können. Warten Sie ab, bis der Kunde Ihnen zuhört.
- Nennen Sie erst dann, wenn nötig, den Grund für das Missverständnis oder den Fehler und lösen Sie sein Problem.

Alles das geht in Ihnen vor, wühlt Sie in Sekundenschnelle auf und lässt Ihren Adrenalinspiegel ins Unermessliche ansteigen.

Sie fragen Herrn Grämberg: „Ich habe Sie gestern bedient. Was ist passiert?" „Was passiert ist? Da fragen Sie noch so scheinheilig? Nur Originalpräparate wollte ich haben! Das hatte ich Ihnen extra gesagt! Und da jubeln Sie mir das hier unter!" Herr Grämberg hält eine Packung eines Verapamil-Generikums in die Höhe. „Dieses Arzneimittel hatten Sie bisher noch nicht?", fragen Sie Ihren Kunden. „So eine Billigware nehme ich nicht. Sie machen hier den großen Gewinn und uns Patienten speisen Sie mit Billigprodukten ab!" Sie gehen nicht auf unsachliche Anschuldigungen ein, sondern versuchen nur die Sache zu klären. „Sie hatten eine Verschreibung von Dr. Malz, nicht wahr?", fragen Sie unbeirrt weiter. „Ich suche mal eben Ihr Rezept von gestern heraus. Warten Sie hier bitte einen Augenblick."

Während Sie nach hinten gehen, haben Sie die Möglichkeit durchzuatmen und sich auf die Schulter zu klopfen. Bisher haben Sie die Sache sehr gut gemacht. Sie sind ruhig geblieben, haben nicht zurückgeschrieen, obwohl Sie Lust dazu gehabt hätten, und haben keine voreiligen Verteidigungen oder Entschuldigungen ausgesprochen. Herr Grämberg hat vor dem HV-Tisch nun ebenfalls Zeit, wieder zur Ruhe zu kommen. Er ist seine große Wut losgeworden. Er wollte Ihnen zeigen, dass er sich nicht alles gefallen lässt und das ist ihm seiner Meinung nach schon einmal gut gelungen.

Sie suchen nun sein Rezept vom Vortag heraus. Sie lassen sich dabei von einer PKA helfen, denn Sie wollen den Kunden ja nicht unnötig warten lassen. Schließlich haben Sie es gefunden. Verordnet ist – wie Sie es geahnt und gehofft haben – genau das Verapamil-Generikum, das Sie ihm gegeben haben.

Sie kehren wieder zum HV zurück. Für Sie ist das Problem gelöst, für Ihren Kunden noch lange nicht! Denn Ihre Sorge war, ein falsches Arzneimittel herausgegeben zu haben, die Sorge des Kunden ist noch nicht aufgedeckt. „Das kann ich mir denken, dass Sie da verunsichert sind, wenn Sie Tabletten zu

Hause haben, die Sie gar nicht kennen. Hier habe ich Ihr Rezept. Herr Dr. Malz hat Ihnen diese Verapamil-Tabletten aufgeschrieben." „Was? Das kann doch gar nicht sein?", versucht Herr Grämberg wieder laut zu werden, aber sein großer Ärger ist verpufft, es überwiegt die Unsicherheit, wie er jetzt an das Arzneimittel kommt, das er erwartet hatte. „Können Sie sich erinnern, was Sie sonst bekommen?", fragen Sie ihn. „Ich schaue mal in Ihrer Patientendatei nach. Da sehe ich Isoptin …" Jetzt huscht zum ersten Mal ein vorsichtiges Lächeln über sein Gesicht, als Herr Grämberg antwortet: „Genau, Isoptin! Geben Sie mir bitte die Tabletten, die ich sonst auch immer bekomme!" „Ich versuche das für Sie zu klären. Können Sie sich erinnern, dass Ihr Arzt mit Ihnen darüber gesprochen hat, dass er etwas Günstigeres aufschreiben wollte?", fragen Sie weiter. „Ja, ja", antwortet Herr Grämberg. „Das habe ich aber rundherum abgelehnt! Da hat mich der Herr Doktor ausgelacht und mir das Rezept geschrieben. Ich habe gedacht, er verschreibt mir meine Medikamente wie immer..."

In diesem Fall gab es Probleme in der Absprache zwischen Arzt und Patient. Es gibt natürlich Tausende von Gründen für Reklamationen, die manchmal berechtigt, manchmal unberechtigt sind. Sie betreffen z. B. die Packungsgröße, die Dosierung, den Arzneimittelhersteller oder das geänderte Packungsdesign, auftretende Nebenwirkungen, Probleme in der Anwendung, mangelhafte Ware. Berechtigte Reklamationen betreffen Fehler bei der Verschreibung, bei der Abgabe oder der Ware selbst, unberechtigte betreffen Therapieänderungen, die dem Patient (noch) nicht bekannt sind.

Jede Reklamation muss ernst genommen werden, hinter jeder steckt ein handfestes Problem und Ärger, Ängste oder Unsicherheit des Patienten.

PRAXISTIPP

Umgang mit Reklamationen

- Wenn das Problem durch einen Verschreibungsfehler oder durch Therapieänderungen zustande gekommen ist, entschuldigen Sie sich nicht: Sie trifft keine Schuld!
- Wenn der Fehler in der Apotheke zu finden ist, entschuldigen Sie sich ohne zu zögern. Wenn Sie es selbst waren, geben Sie es zu. Wenn es eine Kollegin bzw. ein Kollege war, beziehen Sie die Schuld auf die Apotheke als Ganzes. Wälzen Sie Ihre Schuld niemals ab!
- Es geht aber nicht um die Suche des Schuldigen, sondern um die Lösung des Problems: der Patient soll so schnell wie möglich das Arzneimittel bekommen, das er benötigt, falls er ein falsches erhalten hat. Oder er sollte zusätzliche Information zum Arzneimittel bekommen, damit seine Therapie wie vom Arzt geplant durchgeführt werden kann.
- Seien Sie großzügig in der Regelung der Reklamation. Tauschen Sie ohne Zögern auch angebrochene Arzneimittelpackungen aus, wenn ein Verschreibungs- oder ein Abgabefehler vorlag und kümmern Sie sich hinterher um die mögliche Abrechnung der zusätzlichen Packung. Nehmen Sie angebrochene Kosmetika zurück und erstatten das Geld, wenn die Kundin unzufrieden ist. Es gibt viel Erfahrung mit dieser großzügigen Rücknahmeregel: sie rentiert sich immer. Nur die wenigsten Kunden nützen Ihre großzügige Reklamationsbehandlung aus. Die meisten sind dankbar, bleiben Ihnen treu und empfehlen Sie weiter.

4.5.3 Lob und Tadel – damit Sie noch besser werden!

Eine Reklamation wird schnell als Tadel gesehen und es wird versucht, sie schnell zu vergessen. Tun Sie das nicht, sondern führen Sie Buch über Ihre Reklamationen. So erhalten Sie einen Überblick über die Probleme, die auftreten, und die Möglichkeit, den Arbeitsablauf so zu verbessern, dass Reklamationen verringert werden und Fehler möglichst gar nicht erst passieren.

Die Reklamation des Herrn Grämberg hätte vielleicht vermieden werden können, wenn er sich mehr Zeit genommen hätte, sich die Arzneimittelpackungen schon in der Apotheke anzusehen. Dann hätte er gleich gesehen, dass dieses Mittel für ihn neu ist, und das Problem hätte sofort gelöst werden können. Es hätte auch vermieden werden können, wenn bei der Buchung der Arzneimittel das Kassenprogramm patientenintern die aktuellen Arzneimittel mit den bisher verordneten Arzneimitteln verglichen und gemeldet hätte, dass es sich bei diesem Arzneimittel für diesen Patienten um eine Erstverordnung bzw. um eine Therapieumstellung handelt.

Es hat sich bewährt, eine Liste auszuhängen, in die Reklamationen sofort eingetragen werden können. Damit hat jeder Mitarbeiter die Möglichkeit, sich über aktuelle Vorgänge zu informieren, um beim nächsten Kundenkontakt vorbereitet zu sein. Auf der nächsten Teamsitzung können die einzelnen Reklamationen noch einmal im Zusammenhang besprochen werden, um Verbesserungsvorschläge zu erarbeiten.

Genauso wichtig wie Reklamationen und Kritik ist aber auch Kundenlob. In einem Gespräch bedankt sich eine Kundin für den tollen Tipp gegen Fußpilz; eine andere Kundin sagt in einem Nebensatz, dass sie so gerne in Ihre Apotheke komme, weil Sie immer gute Laune zeigten; ein Kunde bedankt sich, dass Sie die Medikamente pünktlich gebracht haben.

Ein Mitarbeiter, der ein einzelnes Lob hört, wischt es mit einer Handbewegung weg und sagt: „Ach, ist doch selbstverständlich!“ Nein, ist es nicht. Freuen Sie sich und bedanken Sie sich für das Lob und schreiben Sie es in die Liste „Kundenlob“, damit sich alle Kollegen mitfreuen können.

5 Kommunikation am Telefon

5.1 Telefonieren – aber richtig

Bestellungen, Patientenberatung und Patientenbetreuung findet in der Apotheke auch übers Telefon statt. Wir haben den Vorteil, dass unser Telefon nicht eine völlig überlaufene Hotline darstellt, bei der der Kunde viele, viele Minuten warten muss, bis er einen freien Mitarbeiter ans Ohr bekommt. Nutzen Sie diese Chance!

5.1.1 Das Telefon – Ihr Aushängeschild

Für ein Gespräch in der Apotheke ist der erste Eindruck entscheidend für die Grundstimmung des Kunden. Das gleiche gilt für das Telefongespräch.

Bevor Sie zum Telefonhörer greifen, konzentrieren Sie sich auf das kommende Gespräch. Sie werden jetzt telefonieren, und zwar nicht zwischendurch und nebenbei, sondern ganz und gar.

MERKE

Seien Sie für den Kunden da! Konzentrieren Sie sich auf Ihr Gespräch!

Für das Gespräch am Telefon scheint allein die Sprache zu zählen, die Körpersprache kann der andere ja doch nicht sehen. Tatsächlich ist es aber so, dass die Stimme stark von Ihrer Mimik und Haltung abhängt. Begrüßen Sie den Kunden am Telefon also genauso mit einem Lächeln als würde er vor Ihnen stehen – er wird es hören. Telefonieren Sie immer in aufrechter Haltung. Ein zusammengesunkener Oberkörper bringt eine gequetschte, müde Stimme heraus.

Um ein einheitliches Erscheinungsbild am Telefon zu gewährleisten, besprechen Sie im Team, wie Sie sich am Telefon melden wollen. Viele Firmen sind dazu übergegangen, sich mit drei bis vier ganzen Sätzen zu melden, um den Kunden mit Worten willkommen zu heißen: „Guten Morgen. Hier ist die Löwen-Apotheke aus Klein-Kummerfeld. Sie sprechen mit Frau Hilde Müller. Was kann ich für Sie tun?“ Wenn diese Sätze noch extra langsam gesprochen werden, wie es sich gehört, um gut verstanden zu werden, vergeht einige Zeit, bis der Kunde überhaupt das erste Mal zu Wort kommt. Er ist vielleicht in Eile und ärgert sich über Ihre Begrüßungszeremonie, weil sie mehr Zeit in Anspruch nimmt, als er bereit ist zu warten. Es kann sein, dass diese Begrüßung für Ihre Apotheke in Frage kommt. Achten Sie aber darauf, dass diese Begrüßungsansprache nicht zu lang wird.

Sie können sich aber auch für kürzere Varianten entscheiden: „Löwen-Apotheke (kurze Pause), Hier spricht Frau Müller! (kurze Pause) Guten Morgen!“

Hören Sie dann hin, wenn sich der Kunde meldet. Als erstes wird er seinen Namen nennen. Notieren Sie ihn sich sofort. Erst dann geht es zum eigentlichen Grund des Gesprächs über.

PRAXISTIPP

Richtig telefonieren

- Lassen Sie das Telefon höchstens dreimal klingeln, bis Sie den Telefonhörer abnehmen. Lassen Sie Ihren Kunden nicht warten!
- Stellen Sie sämtliche Lärmquellen ab. Radiogedudel im Hintergrund stört Ihre Aufmerksamkeit und erschwert das Zuhören. Laute Kollegengespräche sind zu beenden.
- Konzentrieren Sie sich auf Ihr Gespräch.
- Lächeln Sie, bevor Sie das Telefongespräch annehmen. Ihre Mimik beeinflusst Ihre Stimme. Ihr Gesprächspartner kann Sie nicht sehen, aber hören. Und er hört, ob Sie freundlich sind oder nicht.
- Nehmen Sie den Telefonhörer ab und führen ihn langsam zum Ohr. Erst wenn Sie den Hörer sicher am Ohr haben, melden Sie sich beim Kunden.
- Sprechen Sie klar, langsam und deutlich.
- Melden Sie sich mit dem Apothekennamen und Ihrem eigenen Namen. Lassen Sie dem Kunden Zeit, zu verstehen, was Sie sagen. Und lassen Sie ihm Zeit, zu antworten.
- Notieren Sie sich den Namen des Anrufers, versuchen Sie ihn gleich beim ersten Mal zu verstehen. Fragen Sie noch einmal nach oder lassen Sie ihn sich buchstabieren, bevor Sie den Namen das erste Mal verwenden (◻ Tab. 5.1).
- Bedanken Sie sich am Ende für den Anruf, verabschieden Sie sich und warten Sie nach der Verabschiedung, bis der Gesprächspartner den Hörer aufgelegt hat, bevor Sie selber das Gespräch unterbrechen.

Wenn Sie versprochen haben, einen Kunden zurückzurufen, z. B. um ihn zu informieren, dass sein Arzneimittel nun in der Apotheke für ihn bereit liegt, halten Sie sich daran. Lassen Sie keine unnötige Zeit verstreichen. Der Kunde wartet.

In der Mittagspause oder nach Ladenschluss dient der Anrufbeantworter als Visitenkarte. Besprechen Sie ihn mit freundlicher Stimme. Geben Sie dem Patienten die Information, die er in seiner Situation benötigt:

- Wann haben Sie das nächste Mal geöffnet?
- Welche ist die Notdienst-habende Apotheke? Wie erfährt er, welche Apotheke heute Notdienst hat?

Geben Sie ihm die Möglichkeit, eine Bestellung auf den Anrufbeantworter zu sprechen und kümmern Sie sich darum, diese Bestellung so schnell wie möglich auszuführen.

Bieten Sie dem Kunden die Möglichkeit per Fax oder E-Mail zu bestellen. Der Kunde spart dabei Zeit und Wege.

Tab. 5.1 Das Buchstabenalphabet

	wie		wie
A	Anton	I	Ida
Ä	Ärger	J	Julius
B	Berta	K	Kaufmann
C	Cäsar	L	Ludwig
CH	Charlotte	M	Martha
D	Dora	N	Nordpol
E	Emil	O	Otto
F	Friedrich	Ö	Ökonom
G	Gustav	P	Paula
H	Heinrich	Q	Quelle

Tab. 5.1 Das Buchstabenalphabet (Fortsetzung)

	wie		wie
R	Richard	V	Viktor
S	Siegfried	W	Wilhelm
SCH	Schule	X	Xanthippe
T	Theodor	Y	Ypsilon
U	Ulrich	Z	Zacharias

5.1.2 Gezielte Gesprächsführung – auch hier

Benutzen Sie für die Standardsituationen am Telefon Standardverfahren! Die PKA-Auszubildende, Frau Kleinschmidt, hat ein Telefongespräch angenommen. Nach der Begrüßung erklärt die Kundin am anderen Ende der Leitung: „Ja, hallo, Fräulein, ich möchte gerne etwas bestellen. Nämlich Ipecacuanha Dilut D6, Carbo vegetabilis Tabletten D12 und …" „Einen kleinen Moment, bitte, ich kenne mich mit Arzneimitteln noch nicht so gut aus. Da hole ich Ihnen eben eine Kollegin, die Ihre Bestellung entgegen nimmt."

Legen Sie fest, wer welche Fragen und Aufgaben am Telefon übernehmen kann. Eine gestammelte Bestellannahme macht keinen guten Eindruck. Eine falsche Auskunft der PKA am Telefon fällt auf die ganze Apotheke zurück.

Zuständigkeiten können festgelegt werden z. B. für:

- Bestellungen,
- Auskunft über Preise und Lieferfähigkeit,
- Nachfragen zu kosmetischen oder pharmazeutischen Beratungsthemen,
- Anrufe des Großhandels,
- Anrufe von Pharmavertretern.

Versuchen Sie nach der Annahme so schnell wie möglich zu erfahren, was der Gesprächspartner möchte, um zu erfahren, ob Sie diesen Anruf beantworten können oder ob Sie den Gesprächspartner gleich weitervermitteln sollten.

Wenn für das gewünschte Gespräch im Moment keine Zeit ist, bieten Sie einen Rückruf an. „Frau Becker, die die Bestellung bearbeitet hat, ist im Moment in einem anderen Gespräch. Darf sie Sie in einer Viertelstunde zurückrufen?“

An jedem Telefon müssen Zettel und Stifte liegen, um den Anruf professionell entgegennehmen zu können. Es gibt nichts Schlimmeres, als die Suche nach Zettel und Stift mit dem Telefonhörer eingeklemmt zwischen Ohr und Schulter.

Benutzen Sie für häufig vorkommende Gespräche vorbereitete Gesprächszettel. Für die Bestellannahme können Zettel dienen, die auch im Handverkauf zur Bestellannahme verwendet werden. Der Reihe nach müssen die notwendigen Informationen abgefragt werden:

- Für wen erfolgt die Bestellung: Name des Anrufers.
- Was wird bestellt: Name des Arzneimittels.
- In welcher Form und wie viel wird bestellt: Arzneiform, Größe der Arzneimittelpackung.
- Wird ein Rezept gebracht, evtl. von welchem Arzt.
- Wird das Arzneimittel abgeholt oder soll es gebracht werden.
- Wohin soll es gebracht werden: Adresse des Anrufers.
- Für eventuelle Rückfragen evtl. Telefonnummer.

Nach dem Gespräch können auf dem Bestellzettel zusätzlich Datum und Zeitpunkt der Bestellung und der Bearbeiter notiert werden, um nachträglich aufkommende Fragen beantworten zu können.

Legen Sie auch Telefonnotizen an für Anrufe, die nicht sofort bearbeitet werden können, weil der Ansprechpartner nicht erreichbar ist. Notieren Sie hier:

- Wer hat angerufen: Name und Firma?
- Mit wem wollte er sprechen?
- Zu welchem Thema wollte er sprechen?
- Erwartet er einen Rückruf? Unter welcher Telefonnummer?
- Versucht er es wieder? Wann?

Im Anschluss an das Gespräch lassen sich wieder Datum und Uhrzeit notieren. Zusätzlich hilft ein Namenskürzel, um zu erkennen, wer den Anruf entgegen genommen hat.

Bei allen Gesprächszetteln ist auf gute Lesbarkeit zu achten, damit sie ihren Zweck erfüllen. Diese Forderung klingt banal. Aber jeder, der mit anderen Menschen zusammen arbeitet weiß, dass eine reibungslose Zusammenarbeit oft an solchen Banalitäten scheitert.

5.1.3 Follow-up-Gespräche

Eine neue Form von Telefongesprächen sind sog. Follow-up-Gespräche. Im Beratungsgespräch können Sie vereinbaren, den Patienten zurückzurufen.

Sie haben dem Patienten, Herrn Rauschhold, ein Inhalationsgerät abgegeben und erklärt. Der Patient nickt ganz überzeugt: „Ach, das werde ich zu Hause schon alleine hinbekommen." „Ja", antworten Sie, „da bin ich mir sicher! Manchmal tauchen aber auch neue Fragen auf, die wir jetzt noch nicht angesprochen haben.

Rufen Sie an, sobald Sie eine Frage haben. Vielleicht darf ich Sie auch in einer Woche anrufen, um nachzufragen, wie Sie mit dem Gerät zurechtkommen?"

Bei einer Erstverordnung gibt es viel Beratungsbedarf. Zunächst werden Sie die wichtigsten Informationen zum Nutzen des Arzneimittels und zur korrekten Einnahme, zum Sinn des Hilfsmittels und zur korrekten Verwendung vermitteln. Der Patient weiß zunächst Bescheid und verlässt die Apotheke. Zu Hause packt er die Packungsbeilage aus und liest weitere Informationen zu Indikationen und Kontraindikationen bei Arzneimitteln oder technischen Hinweisen bei Hilfsmitteln und Messgeräten, die er nicht so recht versteht und die ihm Angst machen. Er beginnt vorsichtig mit der Einnahme bzw. Anwendung, ist aber sehr skeptisch, ob er alles richtig macht. Nach ein paar Tagen rufen Sie ihn an: „Guten Morgen, Herr Rauschhold. Hier spricht Frau Müller aus der Löwen-Apotheke. Wir hatten darüber gesprochen, dass ich Sie noch einmal wegen des Inhaliergeräts anrufen wollte. Wie sind Sie mit der Anwendung klargekommen?" „Ja, eigentlich ganz gut", wird Herr Rauschhold antworten. „Eigentlich?", fragen Sie zurück. „Das hört sich nicht ganz überzeugend an. Ich weiß, dass es nicht so leicht ist. Wo gab es bei Ihnen Probleme?" Der Patient hat jetzt die Möglichkeit, all die Fragen zu stellen, die ihm in der Zwischenzeit auf den Nägeln brennen.

Mögliche Fragen bei einem Follow-up-Anruf:

- Wie sind Sie mit der Medikation/mit Ihren Tabletten zurechtgekommen?
- Sind bei der Anwendung noch Fragen entstanden?
- Wann nehmen Sie die Tabletten nun genau ein?
- Wie vertragen Sie die Tabletten?
- Wie geht es Ihnen mit den neuem Mittel?

Vor einem Anruf muss sichergestellt sein, dass der Kunde mit dem Angebot, zu einem späteren Zeitpunkt angerufen zu werden, einverstanden ist. Sprechen Sie ihn darauf an und fragen Sie um Erlaubnis.

Literatur

Backwinkel H, Sturtz P. Telefonieren: Professionelle Gesprächstechniken. Haufe-Lexware 2010

Birkenbihl VF. Signale des Körpers, Körpersprache verstehen. Moderne Verlagsgesellschaft, Landsberg 2007

Hugo-Becker A, Becker H. Psychologisches Konfliktmanagement, Menschenkenntnis, Konfliktfähigkeit, Kooperation. 4. Aufl., Beck-Wirtschaftsberater, dtv-Verlag, München 2004

Lennecke K. Das Kundengespräch in Apotheken. 3. Aufl., Deutscher Apotheker Verlag, Stuttgart 2008

Lennecke K. Zusatzempfehlung – Zusatzverkauf. 2. Aufl., Deutscher Apotheker Verlag, Stuttgart 2008

Matschnig M. Körpersprache im Beruf. Gräfe und Unzer Verlag, München 2012

Ott R. Marketing für Apotheker. 2. Aufl., Deutscher Apotheker Verlag, Stuttgart 2008

Schulz von Thun F. Miteinander reden 1 – Störungen und Klärungen. Rowohlt, Reinbek 2010

Schulz von Thun F. Miteinander reden 2 – Stile, Werte und Persönlichkeitsentwicklung. Rowohlt, Reinbek 2010

Schulz von Thun F. Miteinander reden 3 – Das „innere Team“ und situationsgerechte Kommunikation. Rowohlt, Reinbek 2013

Thomann C, Schulz von Thun F. Klärungshilfe 1 – Handbuch für Therapeuten, Gesprächshelfer und Moderatoren in schwierigen Gesprächen. Rowohlt, Reinbek 2011

Thomann C, Schulz von Thun F. Klärungshilfe2 – Klärungshilfe im Beruf: Methoden und Modelle klärender Gespräche. Rowohlt, Reinbek 2004

Weisbach CR. Professionelle Gesprächsführung. 8. Aufl., Beck-Wirtschaftsberater, dtv-Verlag, München 2013

Walther G. Phone Power – das Telefon als effektives Erfolgsinstrument. Econ-Verlag, Düsseldorf 2000

Sachregister

W

Z